스펙을 뛰어넘는 병원 면접의 기술

간호사 면접 공략집

드림널스
DREAM NURSE

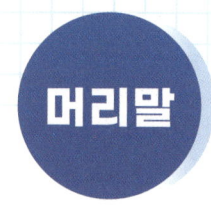

머리말

"뭐부터 어떻게 준비해야 하지?"

지금 이 글을 읽고 있으시다면 아마도 취업 시즌 면접 준비에 대해 굉장한 막막함을 느끼고 있을 거라고 생각합니다. 첫 병원 면접을 준비하며 느꼈던 막막함을 아직도 잊을 수 없습니다. 저 또한 지금의 여러분들과 같은 간호학과에서 취업 준비 시기를 보냈습니다. 그래서 여러분들이 지금 느끼는 고충과 취업 정보에 대한 갈증을 그 누구보다 잘 알고 있습니다.

이 책을 끝까지 보신다면 여러분들은 어쩌면 저처럼 힘들고 고통스러운 취업 준비 기간을 보내지 않으셔도 될 겁니다. 이 책은 그때의 나를 위해, 지금의 여러분들을 위해 쓰여졌습니다. 자대 병원이 없는 지방 사립대 출신, 높지 않은 토익 성적으로 빅5에 합격하기까지 직접 부딪히며 경험한 면접 노하우를 모두 쏟아 냈습니다.

크게 내세울 것도 없는 제가 빅5병원에 합격할 수 있었던 이유는 제가 가진 경험들을 적절히 자기소개서와 면접 답변에 녹여 효과적으로 저를 어필하는 데 집중했기 때문이라고 생각합니다. 시중에 나와 있는 딱딱하고 어렵게 느껴지는 면접 책이 아닌, 먼저 취업을 경험해 본 학교 선배가 담담히 후배에게 알려주는 듯한 느낌으로 이해하기 쉽게 핵심만을 꽉꽉 눌러 담았습니다.

저는 마법처럼 취업에서 100% 합격하는 방법에 대한 내용을 이 책에서 이야기하지 않습니다. 그런 방법은 알지도 못하고, 실제로 있지도 않습니다. 하지만 원하는 병원 취업으로 가는 가장 빠른, 그리고 가장 올바른 길을 안내해 드릴 수 있다고 확신합니다. '간호사 면접 공략집'과 함께 차근차근 채용 단계를 공략해 나가신다면 여러분들이 원하는 병원으로의 합격도 더 이상 꿈이 아닌 현실이 될 것이라 믿어 의심치 않습니다.

저자 김보준

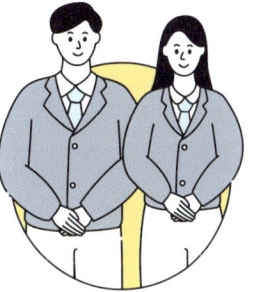

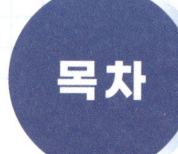

목차

머리말 ... 02

PART 1 | 인사담당자와 취뽀 선배가 말하는 취업

1. 인사담당자가 선택하는 합격자 ... 08
2. 취뽀 선배가 말하는 합격하는 면접 ... 17

PART 2 | 지금 바로 적용 가능한 면접 준비의 5단계

1. 1단계: 병원/나/자소서 분석하기 ... 28
2. 2단계: 면접전형별 공략법 숙지 ... 36
3. 3단계: 자료 수집 및 정리 ... 51
4. 4단계: 나만의 모범답변 만들기 ... 53
5. 5단계: 실전 연습 ... 67

PART 3 | 합격하는 면접 준비의 실전

1. 직무 면접 최다 빈출 50문항 ... 84
2. 인성 면접 최다 빈출 50문항 ... 103
3. 면접 실전 궁금증 완벽 타파 ... 132

PART 4 — 호감을 주는 합격 이미지 메이킹

1. 합격하는 사람은 이미지부터 다르다 — 138

PART 5 — 합격률을 높여주는 취업정보

1. 간호 및 의료계 정책 최신 이슈 훑어보기 — 158
2. 전국 45개 주요 상급종합 병원별 채용정보 — 162
3. 취업시즌 멘탈 관리하기 — 198
4. 포스트 코로나 시대의 취업&면접 트렌드 — 200

PART 6 — 합격을 위한 필수 지식

1. 약물계산 빈출 문제 및 해설 — 206
2. 이것만은 꼭, 면접 빈출 우선순위 의학용어 — 212
3. 임상검사 수치 정상범위 — 226

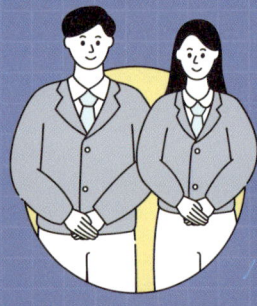

Part 1

인사담당자와 취뽀 선배가 말하는 취업

01 | 인사담당자가 선택하는 합격자

02 | 취뽀 선배가 말하는 합격하는 면접

인사담당자가 선택하는 합격자

인사담당자가 말하는 면접의 진짜 의미

한 번은 실제 병원의 인사 면접을 담당하는 수간호사급의 인사담당자들과 이야기를 나눌 기회가 있었다. 그중 빅5 병원의 인사담당자와 나눈 대화가 기억에 남아 공유한다.

> 취업 시즌 자기소개서 작성을 도와줬던 한 지원자가 면접을 심하게 망쳤는데도 최종 합격한 적이 있다. 얼마나 망했냐면 면접관의 질문에 연속 세 번 잘못된 방향의 답변을 했다. 심지어 면접관이 직접 올바른 답변의 방향을 제시했는데도 말이다. 합격한 것은 분명 축하할 일이지만, 면접 과정을 생각해 보면 면접의 결과는 아무리 생각해도 납득이 어려웠다. 그래서 직접 그 병원에 면접관으로 들어가는 인사담당자에게 이 사례를 이야기했다. 그랬더니 인사담당자분은 한 번 씩 웃더니 이렇게 말했.
>
> "지식도 물론 중요하지만, 우리가 정말 중요하게 보는 건 그게 아니에요."

면접의 사전적 의미는 '서로 얼굴을 대면하고 만나본다'라는 뜻이다. 사람 대 사람으로 대면하며 함께 일하고 싶은 새로운 동료를 구하는 것이 면접의 목적이다. 다시 말해 면접관이 원하는 건 모범답변을 하는 지원자가 아니라 함께 일하고 싶은 사람이다. 서류전형에 통과했다면 사실상 최소한의 성적이나 자격을 갖췄기 때문에 면접 자리에서는 함께 일할 수 있는 사람인지를 유심히 본다고 한다. 병원이라는 직장에서 단체생활을 하기에 모나지 않고 직장 생활을 원만히 할 수 있는 사람 말이다.

사실, 이해될 듯하면서도 굉장히 모호하고 애매한 말이다. 잘 생각해 보면 알 것 같으면서도 도통 모르겠다. 이런 판단에 대한 기준을 정확히 특정하는 것은 어쩌면 불가능할지도 모른다. 하지만 합격하는 면접자의 이미지에 최대한 가깝게 다가가는 것은 충분히 가능하다. 많은 면접 사례 데이터와 후기를 기반으로 합격하는 면접자의 이미지가 무엇인지, 이 책의 전반에서 다룰 예정이니 믿고 잘 따라 와줬으면 한다.

면접이란 무엇인가?

면접 준비를 본격적으로 하기에 앞서 우리가 면접을 왜 보는지, 그 이유를 생각해 볼 필요가 있다. "당연히 취업을 하려고 보는 거지. 왜 이런 걸 말하는 거야?"라고 반문할 수도 있을 것이다. 물론 맞는 말이다. 하지만 본질적으로 면접을 보는 이유는 면접장에서 면접관에게 나를 어필하여 '나'라는 사람을 '판매'하기 위해서이다. 그래서 면접장에서 우리는 나를 위한 세일즈맨이 돼야 한다.

우리는 물건을 구매하기 전에 그 상품이 어떤 것이고 무슨 기능이 있는지 상품을 판매하는 점원의 설명을 꼼꼼하게 들어보고 질문도 하며 구매를 결정한다. 지금 읽고 있는 이 「간호사 면접 공략집」을 구매하기로 결심하는 과정에서도 역시 똑같은 단계를 거쳤을 확률이 높다. 판매자의 질의응답에 상품의 장점과 구매해야 하는 이유가 아주 매력적으로 녹아 있다면 그 상품은 구매자에 의해 선택돼 팔리게 된다.

여기서 다음과 같은 등식이 성립한다.

구매자 = 면접관(병원)

상품 = 면접(취업)을 준비하는 여러분

판매자의 응답 = 면접자의 답변

구매 결정 = 취업

쉽게 설명해서 면접은 '병원'이라는 구매자에게 '나'라는 상품을 팔기 위해 구매자의 질문에 적절한 '판매자의 응답'을 하는 것이다. 사람을 상품에 비유하는 것은 다소 적절하지 않을 수 있겠지만, 이는 마케팅적인 관점에서 쉽게 이해하기 위한 것이다. 이 맥락을 통해 면접의 본질을 파악한다면 면접 답변의 올바른 방향을 잡는 데 큰 도움이 될 것이다.

그냥 무작정 면접을 준비하는 것보다는 왜 면접을 보는지에 대해 그 이유를 정확히 이해하는 것이 굉장히 중요하다. 이는 면접 답변을 준비할 때 어떤 시각으로 접근해야 하는지에 대한 올바른 방향을 잡을 수 있게 한다. 면접의 정확한 개념과 목적을 알고 준비하는 사람의 면접 답변과 그렇지 않은 사람의 면접 답변은 크게 다를 수밖에 없다.

합격하는 면접자의 공통적인 특징 3가지

평균적으로 면접은 20~30분이 소요된다. 길어야 1시간 내외의 굉장히 짧은 시간이다. 그 시간 안에 지금까지의 노력을 모두 다 보여주는 건 쉽지 않다. 그렇다면 우리가 그토록 바라는 '합격하는 면접자가 되기 위해서는 어떻게 해야 하는 걸까?' 이 질문의 정답을 찾기 위해, 지금까지 수많은 면접 케이스, 질문 및 답변, 합격 후기를 분석했다. 그리고 그 과정에서 분석한 면접 합격자는 모두 다 하나같이 다음의 3가지 특징이 있다는 사실을 알게 됐다.

1. 강점 어필 능력

2. 절실함

3. 호감형 이미지

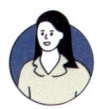 **면접에서 합격하는 사람들의 공통된 특징은 무엇인가요?**

- **첫째, '강점 어필 능력'이다.**

  본인이 가지고 있는 무기(장점)가 무엇인지를 충분히 고민하여 그 무기를 굉장히 매력적으로 면접 답변에 녹여 어필했다. 주장하는 포인트가 있다면 그 주장을 뒷받침하는 근거 문장과 사례로 적절하게 스토리텔링함으로써 전달력과 설득력을 더한다. 전쟁으로 치면 앞으로 돌격하는 군대가 있다면 뒤에서 지원사격을 해주는 든든한 지원군이 있는 것과 같다. 내가 간호사라는 직무에 적합한 사람이라는 것을 효과적으로 어필하는 능력은 합격하는 면접의 핵심이다.

- **둘째, '절실함'이다.**

  절실한 사람은 어떻게든 목표를 성취하기 위해 노력하게 돼 있다. 목표로 하는 병원에 대한 절실함이 있다면 다른 지원자에 비해 더 적극적으로 자소서와 면접을 준비한다. 사실 취업 시즌이 되면 누구나 열심히 준비한다. 내가 말하는 건 그냥 열심히 노력하는 게 아니다. 내가 말하고자 하는 절실함은 이 병원이 아니면 절대 안 된다는 '배수의 진을 친 마인드'이다. 취업도 결국 다른 지원자와의 경쟁이다. 이 취업 경쟁에서 유의미한 차이를 만들어내는 게 바로 절실함이다. 이 글을 읽고 있는 여러분은 정말로 그만큼 절실한지 스스로에게 되물어 볼 필요가 있다.

  절실함과 관련한 재밌는 면접 에피소드가 있다. 한 지원자가 학창 시절 멀리뛰기 선수로 활동했던 이력을 자소서에 썼다. 호기심이 발동한 면접관이 그 지원자에게 멀리뛰기를 잘하는 법을 알려줄 수 있냐고 물었다. 그러자 그 지원자는 잠깐의 망설임도 없이 면접관에게 "잠시 일어서서 몸으로 시범을 보여도 되겠습니까?"라고 허락을 구했다. 그리고 신고 있던 구두를 벗어 던지고 직접 동작 하나하나를 시범 보이며 설명했다.

  어떻게 긴장되는 면접장에서 이런 실행력이 나온 것일까? 한 가지 분명한 건 그 지원자에게는 강렬한 절실함이 있었기에 누구보다 적극적인 행동으로 자신을 보여줄 수 있던 것이다. 면접 결과는 어떻게 됐을까? 이 친구는 최종 면접 결과에서 당연히 합격이었고, 훗날 서울아산병원에서 나의 동기가 되었다.

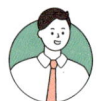

• 셋째, '호감형 이미지'이다.

앞서 이야기한 2가지도 물론 중요하지만, 호감형 이미지는 면접에서 당락을 결정지을 정도로 강력하다. 사실 호감형 이미지를 타고났다는 건 면접에서 '사기'에 가깝다. 심지어 호감형 이미지는 면접에서의 웬만한 실수를 만회할 수 있을 정도로 압도적인 영향을 미친다. 이 호감형 이미지는 단순히 잘생기고 예쁜 외모를 말하는 게 아니다. 말투나 표정, 자세, 태도, 분위기 등 복합적인 요소가 만들어내는 이미지이기 때문이다. 합격하는 면접자가 가진 호감형 이미지에 대해서는 4장에서 구체적으로 다룰 예정이니 기대해도 좋다.

인사담당자에게 직접 듣는 면접관의 속마음

면접관의 진짜 속마음은 어떨까?

인사담당자의 생각을 조금이라도 더 잘 알 수 있다면 우리가 원하는 취업이라는 목표에 한 발 더 가까워질 수 있을 것이다. 그들의 생각을 알면 앞으로 면접을 어떻게 준비해야 할지 명확한 방향성을 잡을 수 있기 때문이다. 실제 병원에서 면접관으로 활동하며 인사를 담당하는 인사담당자에게 면접관으로서 그들의 솔직한 속마음을 직접 들어봤다.

* 실제 인사담당자의 인터뷰 내용을 있는 그대로 수록

면접 심사 시, 가장 중요하게 보는 것은?

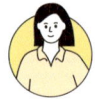

간호 지식은 학점이나 서류를 통해 어느 정도 확인할 수 있기 때문에 면접에서는 지원자의 태도나 인성을 파악하려고 한다. 일은 결국 병원에 와서 처음부터 배우는 거라고 생각한다. 그래서 면접자의 인성과 태도가 더 중요하다. 또한 첫인상과 같은 이미지도 크게는 태도를 보여주는 일부라고 생각해 중요하게 본다. 10분도 안 되는 짧은 시간에 지원자의 많은 걸 파악하긴 힘든 게 사실이다. 면접에서는 말을 얼마나 잘하느냐보다 자신감이나 진솔함이 와 닿을 수 있도록 어필하는 게 더 중요한 것 같다.

학점과 토익의 중요도는 어느 정도로 평가하는가?

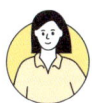
최소한의 토익 성적이 기본적인 지원 조건인 곳도 있지만, 사실 토익 자체가 중요하다기보다는 지원자의 성실성이나 개인의 노력으로 보는 편이다. 영어를 사용할 일이 많아서라기보다는 얼마나 성실히 공부했는지를 판단하는 요소 중 하나이다. 간호사는 꾸준히 공부해야 하는데 자기 계발을 잘할 수 있는지를 보는 하나의 지표로서의 의미가 크다.

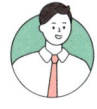
1분 자기소개가 합격에 정말 큰 영향력이 있나?

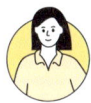
1분 자기소개는 내용도 중요하지만, 결국 자신을 어떻게 있는 그대로 표현하느냐가 핵심인 것 같다. 가끔 자신을 어필하기 위해 1분 자기소개를 너무 과하게 표현하거나 시간을 넘기는 친구들이 있는데 그건 절대적으로 좋지 않다. 간호사는 협력과 조화도 중요한 직업이라 너무 과하게 자신을 소개하는 것보다는 깔끔하고 분명하게 표현한다면 그것으로 충분한 것 같다.

면접 볼 때 이것만은 절대 하지 말라고 일러주고 싶은 것이 있다면?

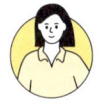
• 면접관이 뽑은 '이것만은 피해라' TOP5

1. 시선 피하기

면접을 보다 보면 간혹 말은 청산유수인데 시선은 천장이나 바닥으로 향해 있는 지원자가 있다. 면접은 말을 잘하는 것도 중요하지만 태도나 자신감이 더 중요한 것 같다. 물론 면접관의 시선을 정면으로 마주치는 게 부담스러울 수는 있겠지만, 아예 다른 곳을 보는 등 시선을 피하는 것은 피해야 한다.

짧은 한마디를 하더라도 면접관의 눈을 보며 자신감 있게 말하는 게 중요하다. 대본을 달달 외워서 말을 잘해도 시선이 자신 없으면 결국 그 사람의 말도 신뢰를 잃는다. 눈을 보면 그 사람을 알 수 있다. 진정성을 보여주고 싶다면 화려하고 멋진 말을 줄줄 외우기보다는, 짧더라도 자신을 잘 나타낼 수 있는 진심이 담긴 답변을 준비하면 더 좋을 것 같다.

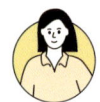

2. 불안해 보이는 행동

면접 도중에 다리를 떨거나 손톱을 뜯는 행위는 사람을 불안정하게 보이게 한다. 어떻게 보면 굉장히 사소한 행동일 수 있지만, 이러한 행동을 하면 보는 사람도 불안해지고 계속해서 신경 쓰게 된다. 이런 행동은 대게 무의식적으로 하는 경우가 많다 보니 면접 준비를 하며 자신이 가진 안 좋은 행동과 습관을 미리 살피면 좋을 것 같다.

3. 구구절절 대답하기

간혹 물어본 질문에 답을 하지 않고, 자꾸 자신에 대해 구구절절 대답하는 경우가 있다. A를 물어보면 A에 대해서만 답하면 되는데 잘 보이고 싶은 욕심에 A, B, C, D를 이야기하는 경우가 많다. 면접관도 시간이 많이 없다 보니 질문에 대한 답변만 듣고 싶기 때문에 가능하면 핵심만 간단히 답하면 좋을 것 같다.

4. 질문의 핵심을 파악하지 못함

질문을 하였는데 질문의 요지를 파악하지 못하고 다른 대답을 하는 경우가 생각보다 많다. 면접에서는 누구나 긴장하기 때문에 그럴 수 있긴 하지만, 반복적으로 질문의 요지를 파악하지 못하면 '일을 할 때도 말의 핵심을 파악하지 못하고 엉뚱하게 행동하면 어떻게 하지?'라는 생각이 들 수도 있다.

또한 자기가 하고 싶은 말만 하느라 질문과 관련 없는 이야기를 하는 경우도 종종 있는데 이 역시 말의 핵심을 파악하지 못한다는 느낌이 들 수 있다. 면접 중에 하는 질문 대부분은 대단한 대답을 듣고자 하는 게 아니다. 주어진 질문이 어떤 것을 묻는지 그 핵심을 정확히 파악하고 묻는 부분에 대해서만 잘 대답해 주어도 충분하다.

5. 지원한 병원에 대해 제대로 파악하기

너무 당연한 소리이지만, 자신이 지원하는 병원이 어떤 병원인지 기본적인 조사는 하고 면접에 응하는 게 좋다. 간혹 여러 병원에 입사 지원을 넣다 보니 병원을 헷갈리는 경우가 있는데 면접관의 입장에서 보면 금방 티가 난다. 병원뿐만 아니라 어느 회사에 가더라도 마찬가지이다. 본인이 몸담을 곳이라면 기본적인 사전조사는 하고 지원하는 게 진정성 있는 태도이자 기본 예의라고 생각한다.

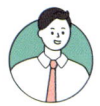
병원에 오래 다닐 것 같은 지원자의 특징이 있나?

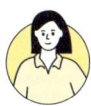
• 면접관이 뽑고 싶은 지원자의 특징 TOP3

　1. 회복탄력성이 좋다.

　　세상에 힘들지 않은 일은 없다. 그 힘듦을 오래 버틸 수 있는 사람은 대부분 회복탄력성이 좋은 사람이다. 지금까지의 경험을 바탕으로 생각했을 때, 자신만의 회복탄력성이 좋은 사람은 목표한 만큼 병원에 오래 다닐 수 있는 것 같다.

　2. 어려움에 대한 역치가 높다.

　　어려움에 대한 역치는 사람마다 다르다. 하지만 원래 인내심이 강하거나 어려움에 대한 역치가 높은 친구는 어떤 힘든 일이나 역경에도 쉽게 무너지지 않아 병원에 오래 잘 다닐 수 있다.

　3. 의사소통 능력이 좋다.

　　어떠한 상황에서 어려움이 있을 때 협력하기 위해 소통할 수 있는 의사소통 능력은 병원에 오래 다니는 데에 굉장히 중요하다. 혼자 끙끙 앓기보다는 주변에 도움을 요청하는 것도 필요하고, 간호 업무에는 다양한 사람과 협력하는 업무가 많다 보니 소통하는 능력이 필수적으로 요구되는 것 같다.

면접 볼 때 복장, 헤어스타일 등이 영향을 주는가?

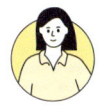
면접관들은 워낙 많은 면접자를 보다 보니 외형적인 건 생각보다 잘 구별이 안 된다. 복장이나 헤어스타일 등 외적인 부분에 영향을 안 받는다는 말은 아니지만, 의상이나 외모는 깔끔하게 예의를 갖추었다는 느낌만 주면 될 것 같다.

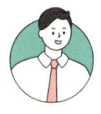
말을 버벅거리거나 답변이 좀 늦거나 하는 것은 영향이 있는가?

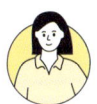
말을 조리 있게 잘하는 것은 중요하지만, 면접에서의 말은 자기 생각을 잘 전달할 수 있게 이야기하는 것만으로도 충분한 것 같다. 간혹 너무 달달 외워서 중간에 까먹고 "처음부터 다시 하겠다."라고 하는 경우가 있는데 면접관은 외워서 말하는 예쁜 답변을 듣고 싶은 게 아니라 그 사람의 생각을 듣고 싶은 거다. 면접 시 답변에는 정답이 없다.

추가로 꼬리 질문을 하는 이유는 무엇인가?

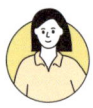
간혹 꼬리를 무는 추가 질문으로 지원자를 조금 당황스럽게 하는 경우가 있다. 이 경우는 지원자의 위기대처 능력을 보고 싶은 것이지 정해진 정답을 말하는지를 평가하는 것은 아니다. 그냥 궁금해서 질문한 것일 수 있으니 질문에 대한 자기 생각만 진솔하게 대답하면 그게 곧 그 지원자의 베스트 답변이 될 것 같다.

간호 지식에 대해 틀리게 말하면 무조건 떨어지는가?

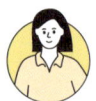
학교 지식도 중요하지만, 그건 가장 기본이 되는 배경지식이기 때문에 병원에 입사해서 꾸준히 배워갈 수 있고 성장하겠다는 태도를 보여주면 좋을 것 같다.

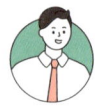
면접 볼 때 긴장을 너무 많이 하는데, 괜찮을까?

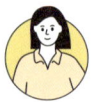
면접을 보면 누구나 긴장을 하는 것은 당연하다. 적당한 긴장감은 도움이 될 수 있지만, 과도하게 긴장하면 오히려 말하고자 하는 바를 제대로 전달할 수가 없게 되니 면접장에서는 너무 긴장하지 않아도 된다.

면접 볼 때 나이나 결혼 여부도 보는가?

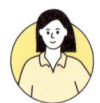
솔직히 말하면 나이는 조금 보는 것 같다. 일반화하기는 어렵지만, 아무래도 바로 신규로 입사하는 친구보다는 (나이가 있으면) 조직에 융화되기 더 어려운 부분이 있다. 체력적으로도 본인이 힘들어하는 것 같다. 교대 근무가 괜찮을지, 자기보다 나이 어린 선배한테 일을 배울 수 있는지, 다양한 부분을 참고하여 본인이 괜찮은 방향으로 병원을 선택하면 좋을 것 같다.

마지막으로 면접자에게 바라는 점이 있다면?

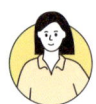
요즘 같은 힘든 시기에는 봉사 정신이나 나이팅게일의 소명 의식이 더 중요해지는 것 같다. 신념은 꾸며낼 수 있는 게 아니기 때문에 평상시에 '자신에게 간호란 무엇인지'에 대해서 생각해 보고, 간호사라는 직업에 대해 진지하게 고민해 보면 좋겠다.

취뽀 선배가 말하는 합격하는 면접

면접 준비는 절대 하루아침에 되지 않는다

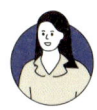 **면접 준비는 언제부터 시작하는 게 좋을까요?**

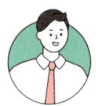 신규 간호사 채용 시즌, 많은 사람들이 크게 간과하는 게 있다. 기껏 4년 동안 열심히 학점관리에 1000시간의 실습, 토익 성적, 자격증까지 스펙을 준비해 놓고서 면접 준비는 제대로 하지 않아 취업에 실패하는 경우가 너무나 많다.

많은 사람이 자기소개서는 미리미리 준비하면서도 면접은 거의 손을 놓고 있는 경우가 태반이다. 대부분은 일단 서류부터 붙고 그다음에 부랴부랴 면접을 준비하려고 한다. 빅5 병원을 비롯한 병원 대부분에서 서류 전형 결과를 발표한 후 면접까지는 길어봤자 한 달이 채 되지 않는다.

"그 짧은 시간 만에 여러분 스스로를 변화시킬 자신이 있는가?"

자기소개서야 일주일만 고생하면 충분히 높은 수준까지 끌어올리는 게 가능하다. 하지만 면접은 다르다. 결코 일주일 만에 달라지지 않는다. 면접은 말투, 발성, 발음, 시선, 표정, 자세, 대처 능력, 답변 내용, 메이크업, 의상 등 하나부터 열까지 단기간에 바꾸기 힘든 것들뿐이다.

실제로 과 톱 수준의 성적에 토익 900점대, 자격증도 모두 갖춘 친구가 빅5 병원 간호사 채용에서 서류 전형에는 대부분 합격했지만, 면접에서 모두 떨어진 사례도 흔치 않게 볼 수 있다. 성공적인 취업을 준비함에 있어 면접 준비는 자기소개서 작성과 함께 동시에 이루어져야 한다.

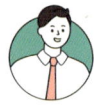
병원에서는 채용 인원을 갈수록 줄이고, 매년 더 많은 간호학과 졸업생이 쏟아지면서 간호사 채용도 경쟁률이 계속해서 올라가고 있다. 이젠 간호학과의 취업률도 더는 예전 같지 않다. 제대로 준비하지 않으면, 취업에서 절대 좋은 결과를 낙관할 수 없다. 지금 이 순간이 면접 준비를 시작하기에 가장 빠른 그리고 가장 좋은 때이다.

스펙의 제로베이스화를 믿어라

● 스펙의 제로베이스화(Zero-based)란?

면접 전형부터는 모든 지원자가 가진 스펙이 제로(0)가 된다는 뜻이다. 지원자는 스펙이 아닌, 면접 전형에서 보여주는 역량과 직무적합도에 따라 채용 여부가 정해진다.

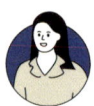
왜 스펙의 제로베이스화를 믿어야 하나요?

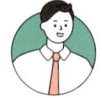
면접을 본다는 말은 내가 제출한 자기소개서가 서류 전형에 통과했다는 뜻이다. 사실 서류 전형에서는 학점, 어학 성적, 자격증, 대외활동 등 스펙의 영향력이 막대하기 때문에 스펙이 좋을수록 서류 전형을 더 쉽게 통과할 수 있다. 하지만 면접 전형부터는 이야기가 달라진다. 서류 전형을 통과한 것 자체가 최종 합격까지 할 수 있는 최소한의 자격을 가진 사람이라는 뜻이기 때문이다. 어떻게 면접 준비를 하냐에 따라 누구에게나 가능성은 있다.

일단 서류 전형에 합격하고 면접의 기회가 주어졌다면 여러분의 스펙은 제로베이스화(Zero-based) 되었다고 생각하라. 제로베이스는 아무것도 없는 백지상태에서 여러분이 다시 평가받는 것을 말한다. 실제로 그렇지 않더라도 그러한 마음가짐으로 면접에 임하는 것이 절대적으로 유리하다. 이는 스펙이 좋은 지원자와 좋지 않은 지원자 모두에게 해당된다.

자신의 대학의 네임 밸류나 좋은 성적 등의 스펙을 믿고 면접 준비를 대충했던 지원자가 탈락의 고배를 마시는 경우가 굉장히 빈번하다. 심지어 지원한 병원의 서류 전형에 모두 합격했지만, 자만하여 면접 준비를 철저히 하지 않아 면접 전형에서 전부 최종 탈락하는 경우도 많다. 성적과 토익 모두 상위 1%를 가진, 소위 말하는 스펙이 좋은 지원자도 예외가 아니다. 면접 준비를 제대로 하지 않으면 합격을 장담할 수 없다.

스펙의 제로베이스화를 믿으면 스펙이 좋은 사람은 자만하지 않고 면접을 준비할 수 있고, 스펙이 좋지 않은 사람은 합격에 대한 자신감과 희망을 가지고 면접에 임할 수 있다. 어느 쪽이든 스펙의 제로베이스화를 믿으면 손해 볼 일이 없다는 말이다. 스펙이 아무리 좋아도 최종 면접에서 떨어질 수 있고, 스펙이 아무리 좋지 않더라도 최종 면접에서 합격할 수 있다. 스펙의 제로베이스화를 믿고 모두가 동일 선상에서 처음부터 다시 시작한다고 생각한다면 누구든 열심히 하지 않을 수 없다.

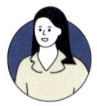
실제로 병원 채용에서 스펙의 제로베이스화를 하나요?

면접 단계에서 스펙이 정말로 제로베이스가 되는지는 병원의 인사담당자가 아닌 이상은 그 누구도 모를 일이다. 하지만 한 가지 확실한 건 일단 면접 전형까지 왔다면 앞으로 어떻게 준비하느냐에 따라 충분히 스펙을 뛰어넘을 기회가 많다는 사실이다. 다만, 그냥 어영부영 준비해서는 이런 드라마틱한 반전을 기대할 수 없다. 취업에서 기적 같은 반전을 만들어내기 위해서는 보이지 않는 곳에서의 피나는 노력과 인고의 시간이 뒷받침돼야 하기 때문이다.

면접관이 원하는 대답을 하는 방법 5가지

1. 질문의 의도를 명확히 파악하고 답변하라.

질문의 의도를 명확히 파악하고 그 질문에 대해 답변해야 한다. 긴장한 탓이겠지만, 많은 지원자들이 질문의 의도와는 전혀 다른 엉뚱한 답변을 한다. 의사소통의 핵심은 상대방이 원하는 바를 파악하는 것이다. 질문의 의도가 제대로 이해되지 않는다면 차라리 이해한 것이 맞는지 한 번 더 물어보고 답변하는 게 현명하다.

2. 두괄식으로 답변하라.

두괄식의 중요성은 이미 자기소개서를 작성해 보아서 잘 알고 있을 것이다. 이건 자기소개서 작성뿐만 아니라 면접 답변을 할 때도 똑같이 적용된다. 채용 시즌에 인사담당자들은 하루에도 수십 명의 답변을 듣는다. 그래서 말하고자 하는 바를 두괄식으로 먼저 말하지 않으면 답변에 집중하기 힘들 수밖에 없다.

- **두괄식으로 답변하지 않은 예시**

  아르바이트를 하며 있었던 일입니다. 사람들이 몰리는 바쁜 시간대에 (중략) 그래서 저는 어떤 상황에서도 쉽게 당황하지 않고 침착한 편입니다.

- **두괄식으로 답변한 예시**

  저는 어떤 상황에서도 쉽게 당황하지 않고 침착한 편입니다. 한 번은 아르바이트를 하며 (하략).

예시로 비교해 보니 왜 면접 답변을 두괄식으로 해야 하는지 감이 올 것이다.

3. 심플하고 간결하게 답변하라.

면접관이 궁금해하는 건 질문에 대한 내용이다. 질문에서 물어보는 것 이상의 이야기를 할 필요는 전혀 없다. 간혹 자신을 어필하기 위해 구구절절 자신의 이야기를 하는 지원자가 있다. 답변의 길이가 길어질 뿐만 아니라 답변 자체도 지루해지기 쉽다. 면접 답변은 심플하고 간결하게 꼭 필요한 핵심만을 답하는 게 가장 좋다.

그렇다고 답변을 무조건 짧고 간결하게 하라는 건 아니다. 내가 말하고자 하는 바에 대한 꼭 필요한 사례나 근거라면 당연히 말하는 게 맞다. 추가적으로 답변할 때는 화려한 수식어나 미사여구를 덧붙이는 것도 지양해야 한다. 진심이 담긴 답변이라면 그런 표현 없이도 충분히 말하고자 하는 바가 전달될 수 있다.

4. 뽑고 싶은 인재가 되어 답하라.

뽑히고 싶다면, 뽑고 싶은 인재가 되어 답해야 한다. 간호사라는 직업적 특성을 정확히 파악하고 직무적으로 꼭 필요한 역량을 어필해야 한다는 말이다. 간호사를 뽑는 곳에서 간호사에게 전혀 필요 없는 재능을 백날 어필해 봐야 아무 소용없다. 면접관이 놓치고 싶지 않은 인재가 되기 위해서는 내가 가진 강점과 경험을 간호사에게 꼭 필요한 직무적 능력과 연결 짓는 것이 필요하다. 2장에 수록된 '답변에 녹여 어필하면 좋은 간호사 역량 총정리'를 참고하면 큰 도움이 될 것이다.

5. 외운 티가 나지 않도록 자연스럽게 답변하라.

면접을 준비함에 있어 예상 질문에 대한 스크립트를 작성하는 건 꼭 필요하다. 하지만 면접관들은 단순히 암기해서 하는 답변은 단번에 알아차릴 수 있다. 아무리 그럴싸한 문장을 구사하더라도 외운 티가 나는 답변은 절대 면접관에게 진정성 있게 전달될 수 없다. 면접 답변을 준비할 때는 스크립트를 단순 암기하는 데서 그치지 말고, 자연스럽게 말하는 훈련까지 병행해야 한다.

돌발 상황 대처를 위한 플랜B

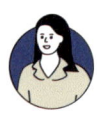 **돌발 상황을 미리 생각해야 하는 이유는?**

 면접장에 들어가면 받을 수 있는 질문이 생각보다 한정적이다. 질문 대부분은 자기소개서나 기출 및 빈출 질문에서 출제되기 때문이다. 하지만 간혹 지원자를 당황시키기 위해 작정하고 예상 밖의 질문을 하거나 미처 대비하지 못해 답변할 수 없는 질문을 하기도 한다. 또한 면접장에서는 누구나 긴장하기 때문에 알고 있던 것도 잘 생각나지 않아 머리가 멍해지는 불상사도 발생한다. 그래서 면접 과정에서 어떤 돌발 상황이 생길 수 있고, 그 돌발 상황에서는 어떻게 대처해야 하는지를 미리 생각할 둘 필요성은 분명하다.

사실 돌발 상황 자체는 면접자에게 결코 플러스적인 상황은 아니다. 하지만 마이너스가 되더라도 얼마나 마이너스가 되는지는 중요하다. 게임을 할 때도 무방비 상태에서 적에게 공격을 당할 때와 공격을 예상하고 방어한 상태에서 공격당할 때의 결과는 다를 수밖에 없다. 똑같이 공격을 당하는 상황이지만 피해의 정도가 완전히 다르기 때문이다. 우리가 돌발 상황에 미리 대비해야 하는 이유도 여기에 있다.

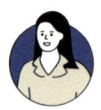 **꼬리 질문이나 압박 면접을 하는 이유는?**

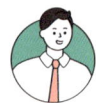 면접관이 면접자에게 꼬리 질문을 하는 이유는 크게 2가지로 나뉜다.

첫째로 정말로 면접자에 대해 궁금한 경우이다. 한 가지의 질문을 하고 답변을 들었는데 답변에서 또다시 궁금한 점이 생긴 것이다. 이런 형태의 꼬리 질문은 앞에서의 답변과 연장선에 있는 답변하기 쉬운 형태의 질문이 나올 확률이 높다.

둘째로 구체적인 내용 확인을 통해 사실 여부를 확인하기 위함이다. 자기소개서를 허위로 기재하는 사례가 생각보다 많다. 이는 면접관들도 익히 알고 있다. 그런 경우에 꼬리 질문 몇 개만 하면 사실 여부가 쉽게 들통 나는 경우가 많다. 실제로 본인이 경험하지 않고 지어낸 부분에 대해 구체적으로 답변할 수 없기 때문이다.

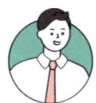
반면 압박 면접은 답변하기 곤란한 당황스러운 돌발 질문이나 끝없는 꼬리 질문을 통해 면접자를 압박하여 당황하게 만든다. 그러한 상황에서 면접자가 어떻게 대처하는지를 보고 면접자의 문제해결 능력과 상황 대처 능력 등을 가늠해 보는 데 그 목적이 있다.

면접관도 예측할 수 있는 질문에는 면접자가 답변을 잘한다는 사실을 알고 있다. 그래서 압박을 통해 면접자를 당황시켜 준비되지 않은 상태에서 진짜 그 사람 본연의 모습을 보고 평가하고자 하는 것이다.

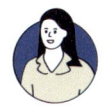
그렇다면 돌발 상황은 어떻게 대처해야 하는가?

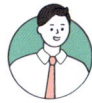
아무리 철저하게 면접을 준비했다 하더라도 면접에서의 돌발 상황은 일종의 피할 수 없는 자연재해와 같다. 현실적으로 모든 질문을 예측하고 대비할 수는 없기 때문이다. 그렇다면 우리는 이런 돌발 상황에 어떻게 대처해야 하는가?

돌발 상황은 면접을 보는 누구에게나 예상치 못하게 들이닥칠 수 있다. 다만, 이 돌발 상황을 어떻게 대처할지에 대해 미리 생각해 보고 플랜B를 만든 사람과 그렇지 않은 사람의 대처는 하늘과 땅 차이일 수밖에 없다. 이는 면접의 당락과 직접적으로 연결될 수도 있는 중요한 문제이다.

일단 돌발 상황은 크게 3가지로 나눌 수 있다.

> 1. 답을 몰라서 대답할 수 없는 질문이 나온 경우
> 2. 대답할 수 있지만 생각할 시간이 필요한 경우
> 3. 너무 긴장해서 질문의 요점을 제대로 파악하지 못한 경우

위에 제시된 모든 상황에 대해 플랜B를 생각해 두지 않으면, 면접의 당락에 큰 영향을 미칠 수밖에 없다. 당황해서 우물쭈물하다가 질문에 제대로 대답하지 못해 좋지 못한 이미지가 각인되기 쉽기 때문이다. 또한 질문의 요점을 잘못 파악해서 면접관이 원치 않는 답변을 할 수도 있다. 이것 또한 치명적인 건 마찬가지이다. 엉뚱한 답변을 하면 의사소통 능력이 떨어지는 지원자로 비춰질 수 있기 때문이다.

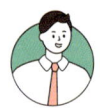 돌발 상황에 대한 플랜B는 생각보다 거창하거나 어려운 게 아니다. 상황을 잠시 모면하기 위한 시간을 벌거나 질문에 답할 수 없음을 알리는 스크립트를 적는 것이다. 이게 무슨 플랜B가 될 수 있냐고 반문할 수도 있다. 다시 말하지만, 플랜B를 준비하는 목적은 면접을 잘 봐서 플러스 되기 위함이 아니라 방어를 통해 이미지 타격을 줄임으로써 마이너스를 최소화하기 위함이다.

1. 답을 몰라서 대답할 수 없는 질문이 나온 경우

→ 죄송하지만, 제가 이 부분에 대해서는 정확히 모르겠습니다. 다시 공부하여 부족한 부분을 보완하도록 하겠습니다.

2. 대답할 수 있지만 생각할 시간이 필요한 경우

→ 죄송하지만, 제가 너무 긴장이 돼서 혹시 실례가 되지 않는다면 잠시 후에 다시 답변드려도 될까요?

3. 너무 긴장해서 질문에 대한 요점을 제대로 파악하지 못한 경우

→ 죄송하지만, 제가 너무 긴장이 돼서 혹시 실례가 되지 않는다면 한 번 더 말씀해 주실 수 있을까요?

위의 플랜B 답변은 예시일 뿐이지 정해진 정답은 아니다. 해당 답변 이외에도 여러분만의 돌발 상황 대처를 위한 플랜B 답변을 만들어두면, 혹시 모를 돌발 상황에도 당황하지 않고 현명하게 대처할 수 있을 것이다.

취업은 확률 게임이다

　취업은 확률 게임이다. 내가 아무리 스펙이 좋고 자기소개서와 면접을 열심히 준비한다고 해도 100% 확률로 무조건 원하는 병원에 합격할 수는 없다. 실제 취업에는 학점, 토익 성적, 대외활동, 자격증, 자기소개서, 면접 등 다양한 요소가 복잡하게 얽혀 있기 때문이다. 심지어 운의 영역도 무시할 수 없을 만큼 크다. 스펙이 아무리 좋아도 운이 따라주지 않는다면 취업에서 실패할 수 있고, 스펙이 아무리 안 좋아도 운이 좋다면 원하는 병원에 합격할 수 있다.

　그렇다면 내 운을 믿고 모든 걸 맡기고 있어야 하는가? 그건 절대 아니다. 내가 스펙이 좋아 80%의 확률로 원하는 병원에 합격할 수 있다고 하자. 합격률이 굉장히 높은 것은 사실이지만, 여전히 20%의 불합격 가능성이 존재한다. 앞에서도 말했지만 이 확률 게임을 100%로 끌어올리는 것은 불가능하다. 하지만 면접장에 들어가기 전까지 어떻게든 취업에 성공할 확률을 1%라도 끌어올려 99%에 가까워지는 것은 충분히 가능하다.

　그렇게 하기 위해서 우리는 먼저 바꿀 수 있는 것과 바꿀 수 없는 것을 구분하고 지금 바꿀 수 있는 것에 집중해야 한다. 이미 정해진 학점, 시간이 없어 더는 취득할 수 없는 어학 성적, 자격증처럼 바꿀 수 없는 것을 걱정해 봤자 결코 아무것도 변하지 않는다. 취업의 결과를 바꾸고 최종 합격률을 높이기 위해서는 자기소개서, 면접 등 우리가 지금 당장 노력해서 바꿀 수 있는 것에 집중해야 한다.

　취업에 대해 걱정할 시간에 자기소개서를 한 번이라도 더 읽고 수정하고, 면접 스크립트를 한 번이라도 더 말로 내뱉어 보는 연습을 하라는 것이다. 이 과정은 매우 지루하고 힘들 수 있다. 심지어 내가 아무리 노력한다고 해도 당장 눈에 띄는 변화가 없을 수도 있다. 하지만 지금 당장 성과가 눈에 보이지 않는다고 해서 아무런 변화가 없는 것은 아니다. 조금씩 아주 조금씩 우리가 원하는 병원에 합격할 확률이 높아지고 있기 때문이다.

　노력한다고 누구든 취업에 성공할 수 있는 건 아니지만, 취업에 성공한 사람은 누구나 다 보이지 않는 곳에서도 끊임없이 노력한 사람이다. 그 노력의 시간이 취업의 합격률을 계속해서 높여준다고 생각해 보면 당장의 성과가 없을지라도 지치지 않고 꾸준히 노력할 힘이 생길 것이다. 이 개념을 정확히 숙지하고 취업 준비에 임한다면 여러분은 원하는 병원에 기필코 취업할 수 있을 것이라고 확신한다.

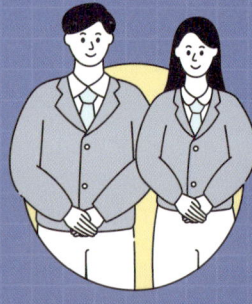

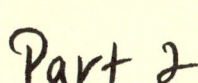

지금 바로 적용 가능한
면접 준비의 5단계

01 | 1단계: 병원/나/자소서 분석하기

02 | 2단계: 면접전형별 공략법 숙지

03 | 3단계: 자료 수집 및 정리

04 | 4단계: 나만의 모범답변 만들기

05 | 5단계: 실전 연습

1단계: 병원/나/자소서 분석하기

면접 준비 전에 꼭 해야 할 분석 3가지

1. 병원 분석하기 - 병원 분석을 해야 하는 진짜 이유

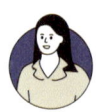
병원 분석은 왜 해야 하나요?

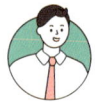
옛말에 "적을 알고 나를 알면 백전백승"이라고 했다. 우리가 취업할 병원이 적은 아니지만, 면접 준비를 하기에 앞서 지원한 병원에 대한 '병원 분석'이 가장 먼저 이뤄져야 한다. 면접 답변에 병원 분석 내용을 자연스레 녹이면 인사담당자에게 '나는 병원의 이슈나 세부적인 부분조차 놓치지 않고 잘 알고 있는, 이 병원에 관심이 많고 꼭 오고 싶은 사람이다'는 부분을 매력적으로 어필하는 것이 가능하다.

또한 병원 분석 과정을 통해 그 병원이 원하는 인재상을 파악하고 그에 맞춰 면접 답변을 준비할 수 있기 때문이다. 예를 들어, 병원의 인재상이 '끊임없이 배우고 발전하는 사람'이라면 자기 계발 경험과 배움에 대한 열정을 자신의 면접 답변에 녹여서 표현하면 되는 것이다. 모든 병원이 같은 인재상이나 비전을 가지고 있는 것이 아니기에 그 병원이 선호하는 지원자가 되기 위해서는 병원 분석을 통해 지원할 병원을 철저하게 파악해야 한다.

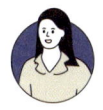 **병원 분석은 어떻게 해야 하나요?**

취준생 대부분은 병원 분석을 해야 한다는 사실 자체는 잘 알고 있다. 하지만 제대로 된 병원 분석을 하는 사람은 그리 많지 않다. 지금 우리는 정보력이 무엇보다 중요한 시대에 살고 있다. 병원 분석을 어떻게 그리고 얼마나 깊게 하는지에 따라 취업의 결과가 달라질 수도 있다는 말이다.

병원 분석은 병원 홈페이지에서 시작된다. 최신 이슈나 트렌드, 인재상, 추구하는 비전이나 이념 그리고 관련 기사를 찾아보는 것이 병원 분석에 해당된다. 하지만 단순히 홈페이지를 훑어보는 수준으로는 부족하다. 홈페이지에 나와 있는 메뉴 탭 하나하나를 모두 눌러보고 조금이라도 면접에 도움이 될 만한 정보는 모두 스크랩해 둬야 한다. 특히 병원과 관련된 뉴스 기사는 최소한 최근 6개월치, 가능하면 그 이상을 조사하고 숙지하는 걸 추천한다.

가능하다면 지금 그 병원에 다니고 있는 현직자에게 병원에 관해 물어보는 것도 병원 분석을 하는 좋은 방법이다. 그 병원에서 근무하면 어떤 점이 좋고, 어떤 점이 안 좋고, 다른 병원과의 차이는 어떤 게 있는지 등을 물어보라. 그러면 내부적인 병원 분위기나 시스템, 병원 생활 등 검색만으로는 알 수 없는 다양한 정보를 얻을 수 있다.

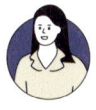 **병원 분석을 할 때 유의해야 할 점이 있나요?**

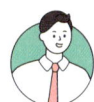 • 병원 분석의 늪에 빠지지 말 것!

병원 분석을 통해 면접 준비를 할 때도 주의해야 할 점이 있다. 무조건적으로 병원의 비전, 인재상, 이념 등에 맞춰 면접 답변을 준비할 필요는 없다는 것이다.

나는 이것을 "병원 분석의 늪에 빠진다"라고 표현한다. 예를 들어 지원하고자 하는 병원의 인재상이 '진취적이고 미래지향적인 사람'이라고 하자. 실제로 내가 그런 성향이고 이에 부합하는 경험과 소재가 있다면 병원의 인재상에 맞게 면접 답변을 준비해도 된다.

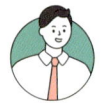
하지만 전혀 반대의 성향이라서 해당되는 경험과 재료가 없는데 굳이 인재상이나 비전 등을 맞추기 위해 억지로 면접 답변을 지어낼 필요는 없다. 아무리 병원의 인재상이 '진취적이고 미래지향적인 사람'이라고 하지만, 그렇지 않은 사람이 지원했다고 해서 무조건 다 떨어뜨릴까? 단언컨대 절대로 그렇지 않다.

나에게 맞지 않는 인재상이나 비전에 맞춰 면접을 준비하는 것은 나에게 어울리지 않는 옷을 입고 나를 어필하는 것과 같다. 나를 제일 잘 어필할 수 있는 강점을 이용해서 전략적으로 면접을 준비하는 편이 훨씬 더 높은 승률을 만들어낼 수 있다. 그러니 부디 병원 분석의 늪에 빠지지 말자. 병원 분석을 최대한 이용하되 강박적으로 적용할 필요는 없다는 것을 명심하자.

2. '나' 분석하기

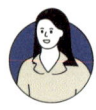
'나' 분석은 왜 해야 하나요?

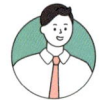
누군가가 면접을 잘 볼 수 있는 가장 중요한 방법을 딱 한 가지만 알려달라고 한다면 나는 '자기 자신을 분석하고 고민하는 것'이라고 이야기할 것이다. 면접은 서로 대면하여 내가 어떤 사람인지를 면접관에게 보여주는 과정이다. 나를 모르는데 어떻게 나를 타인에게 보여주고 어필할 수 있겠는가? 자신이 가지고 있는 강점은 무엇인지, 단점은 어떤 것이 있는지, 어떤 경험을 하고 살아왔는지 자신에 대한 많은 고민을 통해 자신을 잘 알 때 가장 좋은 면접 답변이 나오는 법이다.

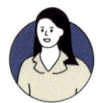
나 분석은 어떻게 해야 하나요?

• <u>나만의 재료를 정리하는 법</u>

나를 잘 알기 위해서는 내가 가지고 있는 면접의 재료가 무엇인지를 고민하고 정리해 볼 필요가 있다. 요리를 할 때도 재료가 다양하면 조금 더 맛있는 요리를 만들 수 있는 것처럼 면접 답변을 준비하기 전에 내가 어떤 재료를 가지고 있는지 제대로 파악하고 정리하는 시간을 가져야 한다.

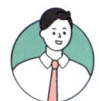 사실 이는 자기소개서 작성 전에 이미 모두 끝냈어야 하지만, 지금이라도 늦지 않았으니 나를 알아보는 시간을 가져보자. 내가 가진 재료를 파악하기 위한 가장 좋은 방법은 나만의 '스펙 마인드맵'을 그려 보는 것이다. 이를 통해 내가 가진 재료를 쉽고 빠르게 한눈에 정리할 수 있다.

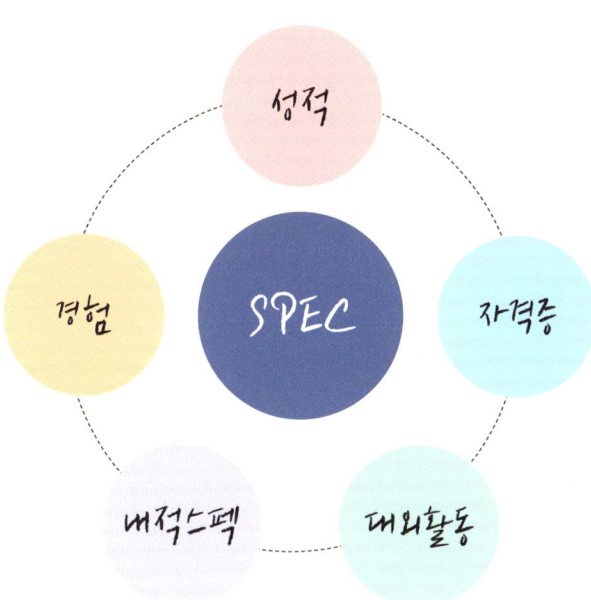

먼저, 종이 중간에 크게 내 이름을 적고 주변에는 병원 취업에 도움이 되는 큰 범주의 카테고리 다섯 가지를 작성한다. 다음으로 더 구체적인 세부 카테고리를 적으며 확장해 나감으로써 내가 가진 스펙을 효과적이고 깔끔하게 정리할 수 있다.

큰 카테고리는 총 5가지로 학점, 자격증, 대외활동, 내적 스펙, 경험이다. 여러분이 가지고 있는 어떤 스펙도 모두 이 5가지의 범주를 벗어날 수 없다. 각자의 큰 카테고리에 대해 조금 더 세부적으로 설명해 보겠다.

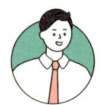

1. 성적
성적 카테고리에는 학부 성적(학점), 어학 성적 등이 포함된다. 이와 관련해 장학금이나 수상 이력이 있다면 함께 적어주면 된다.

2. 자격증
간호사 취업에 도움이 되는 자격증은 크게 2가지로 '컴퓨터 관련 자격증'과 '심폐소생술 관련 자격증'이 있다. 대표적으로 BLS, ACLS, 컴퓨터 활용능력 2급, 워드프로세서 1급, MOS 등이 있다. 이 외에도 취득한 자격증이 있다면 일단 최대한 적는다.

3. 대외활동
대외활동으로는 봉사활동, 서포터즈 활동, 공모전, 동아리, 학생회 활동, 과대, 교환학생 등 학교생활을 하며 했던 모든 대내외 활동을 적으면 된다. 대외활동을 다양하게 했다면 이를 이용해 더욱 풍성한 자기소개서를 작성할 수 있다.

4. 내적 스펙
'내적 스펙이 뭐야?'라고 생각하며 굉장히 생소하게 여길 수 있을 것이다. 내적 스펙이란 우리 안에 내재된 성격, 성향, 강점, 장점, 단점, 삶에 대한 가치관, 철학, 직업관 등을 말한다. 면접에서 단골로 등장하는 "지원자의 장단점을 말해 보세요."라는 질문의 답이 바로 이 내적 스펙에 해당된다.

5. 경험
경험 카테고리에는 실습, 아르바이트, 조별 과제, 직무 관련, 해외, 편입, 살면서 가장 힘들었던 일, 가장 행복했던 순간, 가장 큰 변화를 줬던 사건, 간호사가 되기로 결심한 계기, 문제 상황 해결 경험, 갈등 상황 해결 경험 등 여러 가지 경험과 관련된 이벤트를 적어주면 된다.

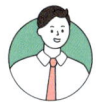 사실 앞의 카테고리 4가지에서 적은 게 별로 없더라도 다섯 번째 카테고리인 '경험' 항목만 있다면 면접 답변을 작성하는 데 재료로 충분히 활용할 수 있다.

나를 소개할 재료의 정리가 모두 끝났다면 정리한 재료 중에서 나를 어필할 수 있는 '나의 가장 강력한 강점'을 찾고 그 강점을 면접 답변에 잘 녹여내기만 하면 된다. 스펙 마인드맵을 그리는 과정은 자기소개서 작성은 물론이고 면접을 준비하기 전 자기 분석 단계에서 가장 중요한 핵심이다.

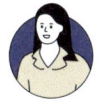 **나 분석을 할 때 유의해야 할 점이 있나요?**

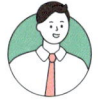 나를 분석하는 과정에서 중요한 것은 스펙 마인드맵 작성 단계에서부터 적는 내용이 면접 준비에 필요한지 아닌지에 대해 고민할 필요는 없다는 것이다. 면접 답변에 무엇을 이용할지는 내 재료를 모두 꺼내 놓고 나중에 최종 선정 단계에서 판단하면 된다. 작성 단계에서부터 미리 고민하며 스트레스 받을 필요는 없다. 일단 생각나는 모든 것을 꺼내 적어야 내가 가진 전체 재료를 한눈에 정리하고 나열할 수 있기 때문이다.

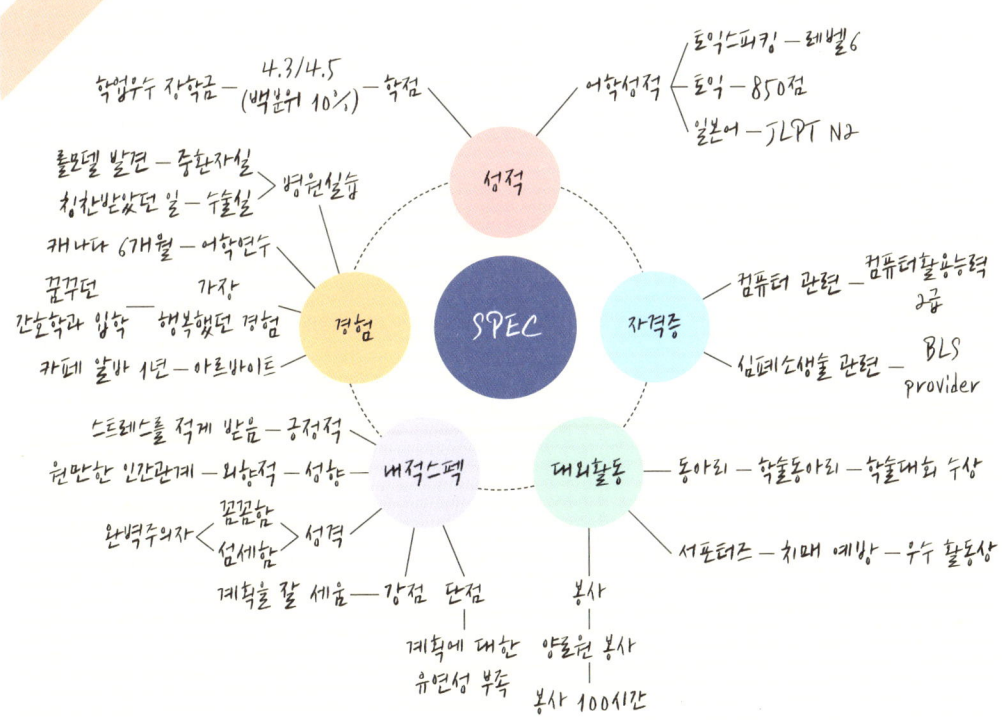

3. 자기소개서 분석하기

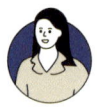 **자소서 분석은 왜 해야 하나요?**

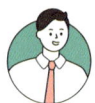 간호학 지식을 평가하는 목적의 실무진 면접이 아닌 이상, 면접 질문 대부분은 자기소개서를 기반으로 나온다. 면접관은 한정된 시간과 정보만으로 함께 일하고 싶은 인재를 선별해야 한다. 이때 면접자를 파악하기 위해 참고할 수 있는 가장 좋은 기반 자료가 자소서이기 때문이다. 자소서 분석만 잘해도 면접에서 받는 질문의 절반은 미리 대비할 수 있다. 자소서 분석은 면접을 준비함에 있어 선택이 아니라 필수라고 봐도 무방하다.

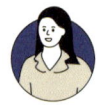 **자소서 분석은 어떻게 해야 하나요?**

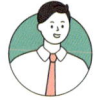 가장 먼저 자소서를 반복해서 읽고 정확히 숙지해야 한다. 내가 적은 자소서를 굳이 반복해서 또 읽을 필요가 있냐고 반문할 수도 있을 것이다. 하지만 취업시즌이 되면 정신없이 채용 공고가 쏟아지게 되고 이로인해 여러 병원의 자소서 항목에 맞춰 자소서를 '복붙'하고 휘갈겨 적어 내는 경우가 의외로 많다. 거기다 본인의 힘으로 자소서를 모두 작성하지 않고 첨삭을 받거나 타인의 자소서를 살짝 수정해서 그대로 가져와 적는 경우도 흔하다.

내가 무슨 말을 적어 놨는지도 모른 채 답변을 하면 글과 말이 다르게 나올 수밖에 없다. 자소서에는 A라고 적어놨는데 면접에서는 B라고 답변한다면 어떤 면접관이 그 지원자를 신뢰할 수 있겠는가. 내가 작성한 자소서를 정확히 숙지하는 것은 면접관의 질문의 의도를 파악하고 일관성 있는 답변을 하기 위한 가장 기본이 되는 과정이다.

자소서 숙지가 정확하게 됐다면 그다음 순서는 작성된 내용을 바탕으로 예상 질문을 뽑아 보는 것이다. 내가 직접 면접관이 되어 내 자소서를 읽어보며 궁금한 질문을 추출해 본다. 자소서의 각 문항에서 질문 한두 개씩을 뽑아 보는 것이 좋다. 하지만 내가 작성한 글에서 내가 궁금한 점을 찾기란 쉽지 않다. 이미 내가 직접 경험한 내용을 바탕으로 작성했기 때문에 나 스스로는 궁금하거나 모르는 게 있을 리 없기 때문이다.

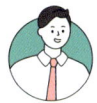
이럴 때는 제3자의 객관적인 시각을 빌려야 한다. 내 경험에 대한 배경지식이 없는 타인이 내 자소서를 읽으면 궁금한 점을 쉽게 발견할 수 있기 때문이다. 교수님이나 친구, 선배에게 내 자소서를 보여주고 예상 질문을 뽑아달라고 해 보자. 함께 면접을 준비하는 친구들끼리 면접 준비 스터디를 만들어 서로의 자소서를 교환하고 질문을 추출해 보는 것도 좋은 방법이다.

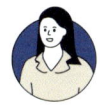
자소서 분석을 할 때 유의해야 할 점이 있나요?

자기소개서를 기반으로 하는 질문에서는 꼬리 질문이나 압박 질문이 나올 수 있다. 그래서 1차로 추출한 자소서 예상 질문을 바탕으로 2차, 3차까지 꼬리에 꼬리를 물 수 있는 질문에 대해 생각해 봐야 한다. 특히 자기소개서에 기재한 내용에 대해서는 굉장히 상세하게 알고 있어야 한다. 질문의 대부분은 실제로 경험했다면 답변하기 어렵지 않은 질문이지만, 지어내서 썼다면 디테일한 꼬리 질문을 통해 꾸며낸 사실이 들통 나는 경우도 많다.

• 면접 질문을 추출하는 과정의 예시

이해를 돕기 위해 면접 질문을 추출하는 과정의 예를 하나 들어보겠다.

자소서에 작성한 지원 동기에 '세계 최고의 최신 의료시설을 자랑하는 ○○병원'에 대해 적었다고 가정해 보자. 그렇다면 당연히 면접관의 입장에서는 지원자가 우리 병원의 최신 의료시설 도입에 대해 관심이 많고 잘 알고 있는지 궁금할 것이다. 그리고 이는 질문으로 이어질 확률이 매우 높다.

그래서 "우리 병원과 관련된 기사 중 가장 최근에 본 게 무엇이 있나요?"와 같은 병원 관심도를 확인하는 질문을 받을 수 있다. 이러한 질문에 대비하기 위해서는 병원 분석 단계에서 최소 6개월 이상의 최신 기사를 숙지하고 병원의 이슈나 의료 장비, 환경에 대해 정확히 숙지할 필요가 있는 것이다.

2단계: 면접전형별 공략법 숙지

실무진 면접(직무면접)

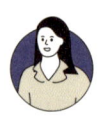
실무진 면접이란?

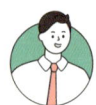
실무진 면접이란, 말 그대로 간호 업무를 실제로 담당하고 있는 실무진이 진행하는 면접을 말한다. 면접관으로는 간호부장, 간호과장, 수간호사 등의 관리자급이 참여한다.

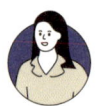
실무진 면접에서는 어떤 질문이 나올까?

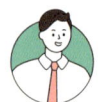
주로 간호술기, 진단검사 정상 수치, 의학용어, 업무적 우선순위 나누기 등 실제 임상에서 사용되는 간호학과 관련된 지식을 물어보는 질문이 대부분을 차지한다. 서울아산병원의 실무진 면접의 경우, 케이스 사례를 주고 간호진단과 관련된 질문으로 면접을 진행한다. 그 이외의 일반적인 질문도 포함될 수 있지만, 쉽게 답할 수 있는 기본적인 질문인 경우가 많다.

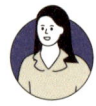
실무진 면접은 어떻게 준비해야 하나요?

실무진 면접의 질문 출제 범위는 4년간 배운 간호학의 전 범위라고 봐도 무방하다. 방대한 범위에서 질문이 나오기 때문에 그만큼 많은 지원자가 어려움을 느끼는 면접 전형이다. 현실적으로 모든 간호학 지식을 암기할 수 없기에 우선순위별로 빈출되는 개념과 기출 질문을 위주로 공부하고 대비하는 것이 현명한 전략이다.

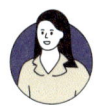
실무진 면접 시, 주의 사항은 어떤 게 있나요?

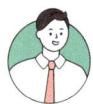
실무진 면접에서는 면접자를 당황시키는 압박 면접과 꼬리 질문이 나올 수 있다. 이는 지원자가 가지고 있는 간호학적 지식과 상황 대처 능력을 확인하는 데 그 목적이 있다. 이러한 압박 면접이 예상되면 면접 준비를 할 때 꼬리 질문이나 압박 면접에 대한 예상 질문도 따로 준비해 실전에서 당황하지 않도록 철저히 대비해 두는 것이 좋다.

- **실무진 면접 질문 예시**(실무진 면접에는 이런 질문이 나와요!)
    - 5 right는 무엇을 말하나요?
    - 수혈 부작용은 무엇이 있고, 어떻게 처치해야 하는지 말해 보세요.
    - 기관절개관이 빠진 환자가 있다면 어떻게 할 건가요?
    - 의식 수준에 대해 설명해 보세요.
    - 환자가 경련할 때 간호를 말해 보세요.
    - 저혈당 증상은 어떤 것이 있나요?

경영진 면접(인성 면접)

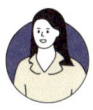
경영진 면접이란?

경영진 면접이란, 병원을 운영하는 경영진이 지원자의 인성 및 직무적합성을 파악하기 위해 진행하는 면접이다. 면접관 중에는 인사담당자 등 간호사가 아닌 사람도 있지만, 실무진 면접과 마찬가지로 간호 부장이나 과장, 수간호사 등 간호 관리자가 대부분이다.

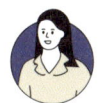
경영진 면접에는 어떤 질문이 나오나요?

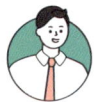
실무진 면접에서 지원자의 지식 수준을 평가했다면 경영진 면접에서는 지원자가 가진 생각이나 경험과 관련된 질문이 나올 확률이 높다. 질문 대부분은 자기소개서를 기반으로 나오며 최근 의료계 이슈, 일반상식, 시사 등의 질문을 하기도 한다. 간혹 경영진 면접에서도 실무진 면접에서 나올 법한 간호학 지식을 질문하는 경우도 있어 이론적 질문의 출제에 대해 완전히 방심할 순 없다.

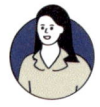
경영진 면접은 어떻게 준비해야 하나요?

경영진 면접에서는 질문 대부분이 자기소개서를 기반으로 나오는 만큼 자기소개서에 적은 성장과정, 지원 동기, 본인의 장단점 등에 대한 내용은 철저히 숙지해야 한다. 자기소개서를 분석해 예상 질문을 추출하는 것을 시작으로 기출 및 빈출 질문에 자신만의 경험을 녹여 답변을 만드는 연습을 해야 한다.

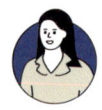
경영진 면접의 주의 사항으로는 어떤 게 있나요?

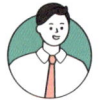
실무진 면접과 마찬가지로 경영진 면접에서도 압박 면접과 꼬리 질문이 나올 수 있다. 주로 경영진 면접에서의 압박 면접과 꼬리 질문은 지원자의 성향을 파악하는 동시에 자기소개서에 기재한 내용의 사실 여부를 확인하기 위한 목적성을 띤다. 당황하지 않고 질문의 목적을 파악하고 평소 자신이 생각하는 바를 침착하게 답변하는 것이 중요하다.

- **경영진 면접 질문 예시**(경영진 면접에는 이런 질문이 나와요!)
  - 자기소개를 해 보세요.
  - 지원 동기를 말해 보세요.
  - 본인의 장단점에 대해 말해 보세요.
  - 평소 주변 사람이 보는 내 이미지는 어떤가요?
  - 간호학과를 선택한 이유가 있나요?
  - 가장 존경하는 사람 혹은 롤모델은 누구인가요?

케이스 면접

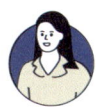
케이스 면접이란?

지원자에게 케이스 사례를 주고 간호진단 및 중재를 내리게 한 후 관련 질문으로 면접을 진행한다. 케이스를 보고 간호진단을 내리고 그에 대한 근거를 제시하는 것을 시작으로 추가적으로 사정하고 검사해야 하는 것, 환자에게 적용 가능한 간호 중재 등을 말하는 것이 케이스 면접의 핵심이다. 케이스 면접을 보는 가장 대표적인 병원으로는 서울아산병원과 삼성서울병원이 있다.

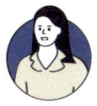
케이스 면접은 어떻게 준비해야 하나요?

케이스 면접은 기본적으로 정확한 진단과 중재를 내리는 것이 중요하다. 또한 그 후에 따라오는 간호학 지식을 물어보는 질문에 철저히 대비해야 한다. 간호학생이 대답하지 못할 정도의 어려운 질문을 하는 것은 아니기 때문에 너무 걱정할 필요는 없다. 기본적으로 진단검사 정상 수치, 빈출되는 간호진단과 연결되는 간호중재 등을 중심으로 준비한다면 생각만큼 어렵지 않게 대비할 수 있다.

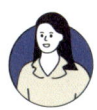
케이스 면접을 잘 볼 수 있는 팁이 있나요?

케이스 면접은 다양한 질병과 그에 대한 진단 및 중재 그리고 이어지는 간호학 지식에 대한 질문 등으로 지원자에게 굉장한 부담으로 다가온다. 출제 범위 자체도 사실상 간호학 전체를 아우르기에 덜컥 겁먹고 포기하기 쉽다. 하지만 케이스 면접은 모든 질병에 대한 깊은 병리학적인 지식을 요구하진 않는다. 간호사로서 주어진 상황과 케이스에 대한 진단과 중재를 중심으로 답변하기만 하면 된다. 질병에 대해 상세히 알면 좋겠지만, 현실적으로 접근했을 때 자주 사용하는 간호진단과 중재에 대해서만 공부해도 질문 대부분에 충분히 답변할 수 있다.

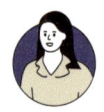 **케이스 면접 시 유의 사항이 있나요?**

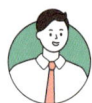 아무리 철저히 준비하고 대비해도 실전 면접에서는 모르는 질문을 받을 수 있다. 중요한 건 모르는 질문을 받고 난 다음의 대처이다. "그 부분에 대해서 잘 모르겠습니다. 부족한 부분은 꼭 다시 공부하도록 하겠습니다."라는 식으로 돌발 상황에 대비한 답변을 준비할 필요가 있다. 모르는 질문이 나왔다고 우물쭈물 당황해서 꿀 먹은 벙어리처럼 앉아서 침묵의 시간을 보내는 일은 없도록 하자. 조금이라도 배우려는 자세와 적극성을 보여주는 지원자와 그저 당황하기만 하는 지원자 중 어떤 사람을 더 좋게 볼지는 안 봐도 뻔하다.

- **케이스 면접 예시**(케이스 면접에는 이런 질문이 나와요!)

> **Case**
>
> Appendectomy 시행 후 IV PCA를 가지고 있는 24세 여성 환자이다. 환자는 수술 부위를 감싸며 "너무 아파 죽겠어요."라고 호소하며 NRS는 7점으로 측정된다. 수술 부위에 발적이나 열감은 관찰되지 않으며 V/S은 BP 124/82mmHg, BT 36.7도, HR 110회/분, RR 24회/분, SpO2 98%로 측정되었다.

- **케이스 면접 공통 질문**

    1. 우선순위로 간호진단을 세우고 그 근거를 말해 보세요.

    2. 추가적으로 사정 및 검사해야 할 것이 있다면 말해 보세요.

    3. 간호진단에 따른 간호중재를 3가지 이상 말해 보세요.

- **케이스와 관련된 예상 꼬리 질문**

    1. IV PCA에 대해 환자에게 교육해 보세요.

    2. 진통제의 대표적인 부작용으로 어떤 증상이 있나요?

AI 면접

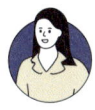

AI 면접이란?

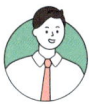

AI(Alartificial Intelligence)는 인공지능이라는 뜻으로, AI 면접은 인공지능 컴퓨터 프로그램을 활용해 지원자의 표정, 음성, 답변 등을 통해 직무적합성을 평가하는 면접을 뜻한다. 인간처럼 학습하고 판단하는 인공지능 프로그램을 이용해 질문과 간단한 게임 등을 통해 직무적합성이 높은 지원자를 선발한다. 인간의 주관은 개입되지 않아 공정성과 객관성이 높다는 장점이 있어 능력 중심의 채용을 원하는 기업 및 병원에서 점차 확대 시행하고 있다.

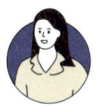

AI 면접은 어떻게 준비해야 하나요?

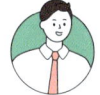

AI 면접이라고 해서 특별한 질문이 나오는 것은 아니다. 실제 면접과 마찬가지로 자기소개, 지원 동기, 장단점 등이 단골 질문으로 나온다. '예' 또는 '아니요'로 답할 수 있는 단답형 질문부터 특정 상황을 제시하고 어떻게 대처할지를 물어보기도 한다. 또한 간단한 게임 등을 통해 지원자의 성향과 직무적합성을 파악하는 과정이 포함되기도 한다. 기업 및 병원마다 사용하는 AI 면접 프로그램이 다를 수 있어 면접 내용 자체는 다소 차이가 있을 수 있다.

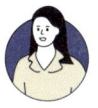

AI 면접을 잘 볼 수 있는 팁이 있나요?

시선은 카메라를 응시하고 당황하더라도 시선을 다른 곳으로 돌리거나 흔들림이 없어야 한다. 또한 실제 면접과 마찬가지로 면접을 보고 답변을 하는 동안에는 항상 밝은 미소를 유지하는 게 좋다. 채용 커뮤니티나 블로그 등 구글링을 통해 AI 면접 후기를 수집해 지원하고자 하는 병원의 AI 면접 정보를 미리 정리해 두자. 이를 바탕으로 노트북을 이용해 카메라 앞에서 말하는 연습을 하는 것도 실전 AI 면접에 큰 도움이 된다. 추가로 AI 면접에서는 각 문항과 단계마다 시간 제한이 있을 수 있어 시간을 적절히 안배하고 질문에 대한 답변은 일관되게 해야 한다.

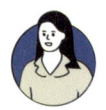
AI 면접 시 유의 사항이 있나요?

복장은 실제 면접을 보는 것처럼 깔끔한 정장을 입는 것을 추천한다. AI 면접이라도 녹화가 되고 나중에 인사담당자가 이를 확인할 수도 있기 때문에 가능하면 단정한 느낌의 옷을 입는 게 좋다. 인터넷 연결 상태가 안정적인 환경에서 진행해야 하며 사전에 카메라 및 마이크 테스트를 실시해 실제 면접에서 불이익이 되는 일이 없어야 한다. 또한 내 목소리가 정확히 전달될 수 있도록 소음이 없는 조용한 환경에서 진행할 수 있도록 하자.

- **AI 면접 과정 예시**(AI 면접은 이렇게 진행돼요!)
  - **개별 기본 질문**(자기소개, 지원 동기, 성격의 장단점 등)
  - **인적성 검사**(개인의 성향에 따라 문항에 대한 답변 선택)
    예) 일을 시작할 때 계획을 세우고 시작한다.
    (매우 그렇지 않다 / 그렇지 않다 / 보통이다 / 그렇다 / 매우 그렇다 중 선택)
  - **게임**(카드 뒤집기, 감정 맞히기, 날씨 맞히기, 공 무게 비교하기 등)
  - **상황 면접**(제시된 특정 상황에 따른 답변 요구)
    예) 친구와 함께 여행을 하는데 가고 싶은 행선지가 다르다. 어떻게 할 것인가?
    내 할 일을 다 못 끝낸 상황에서 상사가 계속해서 여러 일을 시키는 경우에 어떻게 할 것인가?

- **보상 선호 선택 질문**(선택지 중 더 나은 보상 선택)

  예) 지금 즉시 100만 원 vs. 6개월 뒤 200만 원

- **심층 질문**(개별 맞춤형 질문 제시, '예/아니요'로 답한 후 답변에 따른 꼬리 질문)

  예) 과정이 결과보다 더 중요하다고 생각하나요?(예/아니요)

  그렇게 생각한 이유가 있다면 경험과 함께 말씀해 주세요.

- **추가 공통 질문**

  예) 5년 후 본인이 되고 싶은 간호사의 모습은?

  본인이 생각하는 간호란 무엇인가?

  실습 중 가장 기억에 남는 경험이 있다면?

블라인드 면접

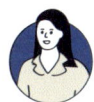

블라인드 면접이란?

블라인드 면접은 학력, 출신지, 가족관계, 나이, 신체 조건 등 선입견을 불러일으킬 만한 차별적인 요소를 배제해 직무 능력만으로 평가하여 채용하는 면접 방식이다. 불합리한 차별을 유발하는 항목을 포함하지 않아 학연, 지연 등의 채용 비리 없이 공평하게 인재를 채용할 수 있다는 장점이 있다. 공기업을 비롯한 많은 기업이 점차 블라인드 면접 형식을 확대 적용하는 추세이다.

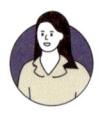
블라인드 면접은 어떻게 준비해야 하나요?

블라인드 면접의 핵심은 학벌이나 스펙에 얽매이지 않고 직무 능력만을 평가하여 인재를 채용하는 것이다. 그래서 스펙이 상대적으로 부족한 지원자도 전략적으로 접근하여 합격을 노려볼 만하다. 블라인드 면접에서는 간호학적 지식, 지원자의 태도, 가치관 등 간호사라는 직무에 걸맞은 적합성을 어필하는 것이 중요하다. 경험적인 부분을 비롯해 상황 대처 능력, 업무적 지식, 토론, 발표 등 직무 능력을 평가할 수 있는 다양한 형식으로 진행되는 만큼 철저한 대비가 필요하다.

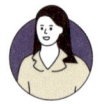
블라인드 면접을 잘 볼 수 있는 팁이 있나요?

지원자의 배경이나 스펙을 배제하고 면접이 진행되기 때문에 일반적인 채용 전형에 비해 필기시험이나 면접의 중요성이 매우 높아졌다. 사실상 면접장에서 합격의 당락이 판가름 난다고 봐도 과언이 아니다. 직무적합성과 직무 능력을 어필할 수 있도록 간호사라는 직업과 직무에 대한 깊은 이해를 바탕으로 전략적인 준비가 필요하다.

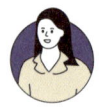
블라인드 면접 시 유의 사항이 있나요?

블라인드 면접은 학력, 출신지, 가족관계, 나이, 신체 조건 등 병원에서 제시한 특정 정보를 절대 언급해선 안 된다. 병원마다 블라인드 면접의 채용 기준이 다르기 때문에 어느 범위까지 정보를 언급할 수 있는지 꼭 확인해야 불이익을 받는 일을 피할 수 있다. 단순히 직접적인 정보를 언급하는 것 이외에 간접적으로 정보를 유추할 수 있는 발언도 주의해야 한다. 긴가민가하고 애매한 내용은 애초에 언급하지 않는 게 좋으며 꼭 하고 싶다면 직접 병원 측에 문의해 가능 여부를 확인하는 것이 좋다.

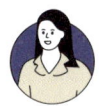 **블라인드 채용은 면접 시 정말 출신지, 학력, 성별 등의 차별이 전혀 없이 진행되나요?**

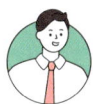 블라인드 면접의 도입 목적은 사람의 주관 개입을 최소화하고 직무 능력을 통해 객관적으로 인재를 채용하기 위함이다. 블라인드 면접이 대중화되면서 면접관도 면접자에게 평가를 받기 때문에 면접 절차와 과정에서 차별 없이 진행할 수밖에 없다.

· **블라인드 면접 시 답변 주의 사항 예시**

- ○○대학 간호학과 교수인 어머니의 영향을 받아 (가족관계 언급 X)

- 어릴 때부터 서울에서 나고 자랐으며 (출신지 언급 X)

- 서울에 있는 자대병원에서 실습하며 (대학을 유추할 수 있는 정보 언급 X)

토론 면접

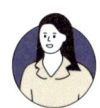 **토론 면접이란?**

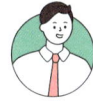 토론 면접이란 하나의 주제를 제시하고 찬성과 반대의 입장으로 나눠 서로의 의견을 논리적으로 주고받는 면접 방식을 말한다. 단순히 의견이 찬반으로 나뉘는 주제 이외에도 특정 문제를 제시하고 그에 따른 해결책을 요구하는 경우도 있다. 짧은 면접 시간에 리더십, 조직 적응력, 문제해결 능력, 논리력, 의사소통 능력, 협동심 등 지원자의 역량 및 의사소통 능력을 평가하는 것이 가능하다는 장점이 있어 채용 전형에 토론 면접을 매년 포함하는 병원도 있다.

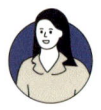 **토론 면접은 어떻게 준비해야 하나요?**

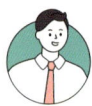 평소 자신의 생각을 말하는 것은 물론이고 자기주장을 내세우는 것에 어색한 지원자에겐 굉장히 생소하면서도 어렵게 다가오는 면접 전형이다. 먼저, 토론 면접의 주제로 나올 수 있는 요즘 시사 이슈에 대해 조사하고 자신의 생각을 정리해 볼 필요가 있다. 토론 면접에는 정답이 있는 것이 아니다. 자신의 생각과 그것을 뒷받침하는 논리적인 근거를 말하며 의견을 교환하는 것이 토론 면접의 핵심이다.

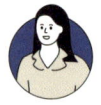 **토론 면접을 잘 볼 수 있는 팁이 있나요?**

 자신이 주장하는 바에 대한 명확한 근거와 그에 대한 본인만의 생각이 있어야 한다. 주장하고자 하는 내용을 뒷받침할 만한 비유나 사례를 통해 주장에 대한 신뢰성과 설득력을 높이는 것도 좋은 방법이다. 상대의 의견을 경청하고 존중하는 것은 중요하지만, 토론 중 입장을 바꾸거나 애매한 태도를 보이는 등 일관성 없는 행동은 지양해야 한다. 토론 면접은 어느 쪽의 주장이 맞는지 결론을 내리는 것이 아닌 과정을 통해 평가받는 면접 방식이라는 것을 잊으면 안 된다.

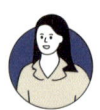 **토론 면접 시 유의 사항이 있나요?**

 토론 면접의 목적은 논리적으로 상대방을 압도하는 것이 아니다. 따라서 경청과 소통 없이 자신의 주장만을 이야기한다면 아무리 말을 잘해도 면접에서 좋은 결과를 얻을 수 없다. 감정적으로 상대방의 말을 무시하거나 중간에 자르는 등 다른 토론자의 의견을 존중하지 않는 모습도 절대적으로 지양해야 한다. 마지막으로 다른 사람의 눈치를 보면서 소극적으로 참여하기보다는 논리적인 주장과 근거를 바탕으로 적극성과 당당함을 어필하는 자세로 참여해야 좋은 이미지를 심어줄 수 있다.

- **토론 면접 예시**(토론 면접에는 이런 주제가 나와요!)
    - 안락사는 시행되어야 하는가?
    - 사형 제도는 정당한가?
    - 임신중절수술(낙태)
    - 진료보조인력(PA 간호사)

비대면 화상 면접

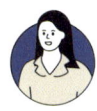
비대면 화상 면접이란?

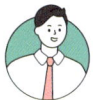
비대면 화상 면접은 말 그대로 웹캠이나 노트북 카메라 등을 이용해 온라인으로 진행하는 면접을 말한다. 포스트 코로나 시대를 맞이하여 비대면 화상 면접을 시도하는 병원이 점점 증가하는 추세이다. 하지만 아직은 지원자를 실제로 만나 대화할 수 있는 대면 면접 형식의 채용을 선호하는 병원이 더 많다.

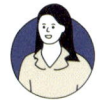
비대면 화상 면접은 어떻게 준비해야 하나요?

실제 오프라인으로 대면하는 면접 진행 방식이 아닌 만큼 대면 면접과는 다른 방식으로 면접 준비를 해야 한다. 면접관의 질문에 답변하는 본질적인 면접 진행 방식은 같지만, 화상 면접에 맞는 온오프라인의 환경을 구축하는 과정이 필요하다.

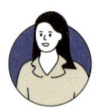 **비대면 화상 면접을 잘 볼 수 있는 팁이 있나요?**

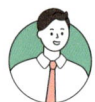 비대면 화상 면접에서는 실제 사람의 눈이 아닌 카메라를 통해 지원자의 모습이 전달된다. 그래서 카메라 및 음향 장비 등 촬영 환경 세팅에 많은 영향을 받을 수밖에 없다. 그렇다고 면접을 위해 비싼 촬영 장비를 따로 구매할 필요는 없다. 카메라의 화질이 너무 떨어지지만 않는다면 일반적인 웹캠이나 노트북 카메라를 사용해도 무방하다.

많은 지원자가 비대면 화상 면접을 준비하며 간과하는 게 있다. 바로 '촬영 환경 세팅'이다. 지금부터 이야기하는 3가지를 신경 쓴다면 비대면 화상 면접에서 훨씬 더 좋은 이미지를 면접관에게 전달할 수 있을 것이다.

1. 조명

일반적으로 집이나 스터디룸과 같은 실내 공간에서 면접을 준비한다. 하지만 실내 조명만으로는 좋은 이미지를 전달하기에 부족하다. 창문을 통한 채광이나 스탠드 조명을 이용하여 본인에게 가장 잘 맞는 조도와 조명 각도를 찾아야 한다. 얼굴에 너무 심하게 그림자가 드리워지지 않아야 하고 또 너무 밝거나 어두운 것도 지양해야 한다.

2. 각도

한 번이라도 셀카를 찍어 봤다면 각도의 중요성은 누구보다 잘 알 것이다. 눈높이를 기준으로 카메라는 아래에서 위를 보는 각도가 아닌, 위에서 아래로 내려다봐야 한다. 노트북을 책상에 올려놓게 되면 카메라가 우리 눈높이보다 아래에 위치해 좋은 이미지를 연출하기 어렵다. 박스나 책을 쌓고 노트북을 그 위에 올려 카메라의 각도를 조절해 보자. 자연스러운 카메라 각도를 찾는다면 훨씬 더 좋은 이미지를 연출할 수 있다.

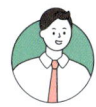
3. 배경

화면 속에 보이는 지원자는 정말 괜찮은데, 뒤에 배경으로 보이는 방에 잡동사니가 가득하고 지저분하다면 지원자가 어떻게 보이겠는가. 단언컨대 좋은 이미지를 주긴 어려울 것이다. 화면에 보일 수 있는 배경 환경은 꼭 깔끔하게 정리해야 한다. 배경으로 보이는 환경을 미리 정리정돈하거나 아무것도 없는 벽을 배경으로 하는 게 좋다. 집에서의 면접 환경이 제한적일 때는 스터디룸 등 장소를 대여하는 것도 하나의 방법이 될 수 있다. 요즘은 비대면 화상 면접에 사용하는 프로그램에 따라 가상 배경을 적용하는 것도 가능하니 미리 알아보고 준비하도록 하자.

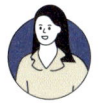
비대면 화상 면접 시 유의 사항이 있나요?

온라인으로 진행되는 만큼 인터넷 연결이 안정적인 환경이 필수적이다. 무선 와이파이보다는 유선 랜선을 이용하는 걸 추천한다. 또한 사전에 미리 접속해서 카메라 및 마이크 테스트를 진행하여 실전에서 화면이나 소리가 끊기는 등 당황하는 일이 없도록 해야 한다. 추가로 말을 할 때 시선은 모니터 화면을 보기보다 카메라 렌즈 쪽으로 향하는 것이 좋다.

• 비대면 화상 면접 준비 이미지 예시

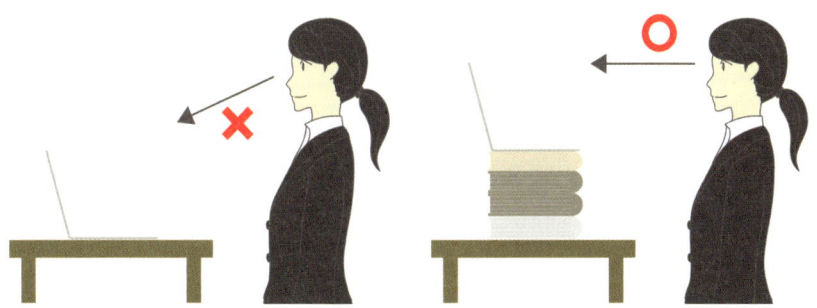

- **이것만은 꼭! 화상 면접 준비 체크리스트**

  ### - 오프라인 환경 설정

  ☐ 면접에 집중할 수 있는 소음이 없는 독립된 공간인가?

  ☐ 화면에 비치는 뒷배경은 깔끔하게 정돈되어 있는가?
  　(가상 배경을 사용할 수 있다면 깔끔한 가상 배경 선택)

  ☐ 실내가 너무 어둡진 않은가?

  ☐ 적절한 채광, 조명 사용을 통해 밝은 이미지를 연출하는가?

  ☐ 조명에 의해 얼굴에 그림자가 졌거나 너무 하얗게 보이진 않는가?

  ### - 온라인 환경 설정

  ☐ 카메라는 정상적으로 작동되는가?

  ☐ 이어폰이나 마이크의 음향 상태는 적절한가?

  ☐ 카메라는 눈높이 혹은 눈높이보다 살짝 위에 위치했는가?

  ☐ 화상 면접 프로그램에 정상적으로 접속되는가?

  ☐ 인터넷은 유선 랜선을 사용하는가?
  　혹은 무선 와이파이 이용 시 끊김은 없는가?

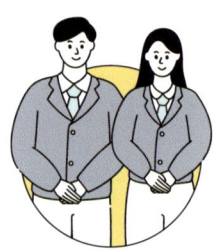

3단계:
자료 수집 및 정리

자료 수집 및 정리

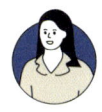
자료 수집 및 정리 단계에서는 무엇을 해야 하나요?

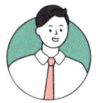
면접 준비의 3번째 단계는 바로 자료 수집 및 정리 단계이다. 이 단계에서는 지원하고자 하는 병원과 관련된 면접 자료를 샅샅이 조사하고 수집해야 한다. 통상적으로 병원 면접에서 자주 출제되는 빈출 질문부터, 그 병원의 면접에서 한 번이라도 출제된 적이 있는 기출 질문을 수집하는 것이다. 먼저 인터넷 검색을 통해 간호사 커뮤니티, 블로그 등에서 빈출 및 기출 질문을 모아 리스트로 정리한다. 그리고 중복되는 항목을 추려내고 보기 편하게 비슷한 주제나 분류로 질문을 나누는 과정이 필요하다.

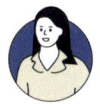
기출 및 빈출 질문을 중점적으로 보는 이유가 있나요?

기출 및 빈출 질문이 중요한 이유는 너무나 자명하다. 한 번 나온 질문은 또다시 나올 수 있기 때문이다. 면접 질문으로 나올 수 있는 질문의 종류는 분야와 유형에 따라 수천 가지일 수 있다. 현실적으로 우리가 한정된 시간 내에 수천 가지 질문에 모두 대비하는 것은 불가능에 가깝다. 하지만 자주 출제되는 질문을 추리면 한정적이기 때문에 이를 대비하는 것은 어렵지 않다. 더욱이 이러한 핵심 질문의 답변은 다양한 질문의 답변으로 응용 및 활용이 가능하다. 기출 및 빈출질문을 수집하고 중점적으로 봐야 하는 이유는 여기에 있다.

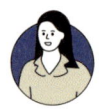 **기출 및 빈출 질문 이외에 어떤 자료를 수집하면 도움이 되나요?**

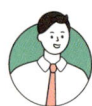 기출 및 빈출 질문 이외에 블로그나 간호사 커뮤니티 등에 올라와 있는 면접 후기도 빠짐없이 조사하도록 하자. 실제로 면접을 겪은 취업 선배의 현장감 넘치는 후기를 통해서 그 병원의 생생한 면접 분위기, 면접 과정, 특이 사항 등 다양한 꿀팁과 주옥같은 정보를 얻을 수 있다. 면접관이 몇 명이 있고 한 번에 몇 명씩 나눠 면접을 보고 평균적으로 몇 개의 질문을 받았으며 그 질문이 무엇인지까지 얻을 수 있는 정보가 상당히 많다. 시중에 나와 있는 취업 서적에서도 얻을 수 없는 귀중한 정보가 많기 때문에 손품을 팔며 시간을 투자할 가치는 충분하다.

* 기출 및 빈출 질문 리스트는 3장(합격하는 면접 준비의 실전)에서 본격적으로 다룰 예정이다.

4단계: 나만의 모범답변 만들기

간호사에게 필요한 직무 역량

　우리는 간호사로서 일하기 위해 병원 채용에 지원한다. 당연한 말이지만 그래서 인사담당자도 간호사로서 일을 잘할 수 있는 능력을 지닌 인재를 뽑고 싶어 한다. 이걸 다시 생각해 보면 업무능력이 뛰어난 간호사가 꼭 지녀야 할 역량을 직무와 연결 지어 어필하면 꼭 뽑고 싶은 지원자가 될 수 있다는 말이다.

　하지만 문제가 있다. 우리는 간호사로 일해 본 적이 없기 때문에 간호사에게 어떤 역량이 필요한지 제대로 알지 못한다. 물론 대학 생활을 하며 1000시간의 실습을 했겠지만, 단언컨대 그건 간호사로 일했다기보단 간호사 체험 버전을 맛본 수준일 뿐이다. 그래서 필자가 지금까지 직접 임상에서 일하면서, 일 잘하는 간호사에게 꼭 필요한 역량을 생각나는 대로 모두 정리해 봤다.

● **병원 생활과 관련된 역량**

- 강한 체력　- 스트레스 관리 능력　- 긍정적인 마인드
- 다양한 경험　- 원만한 인간관계　- 적응력　- 독립심

　간호사는 대부분 3교대 근무를 하기 때문에 평균적으로 근무 강도가 굉장히 높은 편이다. 그래서 체력과 정신력이 뒷받침되지 못하면 오래 일할 수 없다. 운동이나 취미 생활을 통한 스트레스 관리 능력과 긍정적인 마인드가 있다면 힘든 병원 생활을 이겨내는 데 큰 도움이 된다. 다양한 경험과 원만하게 인간관계를 가꾸는 능력이 있다면 새로운 환경 및 사람들에게 빠르게 적응할 수 있다. 또한 집 근처에 있는 병원에 다니는 경우가 아니라면 대부분 연고가 없는 타지에서 직장 생활을 해야 하는데, 이때는 강한 독립심이 필요하다.

● 업무 능력과 관련된 역량

1) 상황 대처 능력

- 순발력   - 침착함   - 문제해결 능력   - 우선순위를 정하는 능력

병원에서는 다양한 응급 상황과 돌발 상황이 발생할 수 있다. 이때 침착함과 빠른 순발력이 있다면 문제 상황에 대처해 나가는 데 큰 도움이 된다. 또한 주어진 여러 가지 일들 중 상황과 중요도에 따라 우선순위를 정해 일을 처리하는 능력은 간호사에게 없어서는 안 되는 능력이다.

2) 환자 간호 및 보호자 응대

- 친절함   - 공감 능력   - 경청하는 자세   - 어학 능력

심신이 아픈 환자와 그 곁에 있는 보호자는 대부분 예민할 수밖에 없다. 그래서 환자 및 보호자를 응대할 때는 친절함과 함께 정서적 지지를 위해 그들의 의견을 경청하고 공감하는 능력이 필수적이다. 또한 의료 관광 활성화에 따른 외국인 환자의 증가로 어학 능력의 중요성이 더욱 커지고 있다.

3) 임상 업무 능력

- 멀티플레이 능력   - 꼼꼼함, 섬세함   - 사명감   - 책임감

간호사는 업무 특성상 동시다발적으로 일을 처리해야 하는 상황과 자주 마주한다. 그래서 동시에 여러 일을 처리해 내는 멀티플레이 능력을 필요로 한다. 환자의 작은 변화도 놓치지 않는 섬세함과 동일한 일을 하더라도 완벽하게 수행해 내는 꼼꼼함을 갖췄다면 간호사로서는 업무적으로 최고의 능력을 지닌 것이다. 간호사는 환자의 생명을 다루기 때문에 일에 대한 강한 사명감이 필요하다. 또한 주어진 일에 대한 책임감은 업무적으로는 물론이고 인수인계 근무를 하는 간호사에게는 꼭 필요한 능력이다.

4) 커뮤니케이션 능력

- 효과적 의사소통 능력   - 팀워크 및 협업 능력

병원은 간호사만 있는 곳이 아니다. 의사, 간호사, 임상병리사, 방사선사, 간호조무사, 요양보호사, 미화 여사님 등 다양한 직종이 '환자의 쾌유'라는 하나의 목표를 위해 다 함께 협업하는 공간이다. 같이 일하는 동료 간호사는 물론이고 타 직군과도 효과적인 의사소통을 통해 하나의 팀워크를 이루는 협업 능력이 필수적일 수밖에 없다.

5) 성장과 발전

- 목표 지향적 성향   - 배움에 대한 열정

간호사는 끊임없이 배우고 발전해야 하는 직업이다. 성장과 발전을 위해서는 원하는 목표를 이루고자 하는 목표 지향적 성향과 배움에 대한 열정이 필수적이다. 이는 환자를 위해 더 나은 간호를 제공하게 하는 강한 원동력이 된다.

· 직무 역량 어필 공식

(어필할 수 있는 역량 + 나만의 경험) × 스토리텔링
= 내가 가진 직무 능력을 효과적으로 어필 가능

이러한 역량을 자기소개서와 면접 답변에 녹여 효과적으로 어필한다면 인사담당자가 당장이라도 뽑고 싶어 안달하는 지원자가 될 수 있다. 다만, 단편적으로 이런 역량을 가지고 있다고 어필하는 것만으로는 부족하다. 내가 가진 역량에 나만의 경험을 연결 지어 스토리텔링해야 더 강력한 효과를 발휘할 수 있다.

나만의 이야기로 스토리텔링하라

● 스토리텔링(Storytelling)이란?

'스토리(story) + 텔링(telling)'의 합성어로 상대방에게 알리고자 하는 바를 생생한 이야기로 설득력 있게 전달하는 방법이다. 주장이 있다면 당연히 그를 뒷받침하는 근거가 있어야 설득력 있는 스피치가 된다. 이 뒷받침의 근거를 우리가 경험한 일화를 가지고 스토리텔링해야 한다. 이는 주장과 근거를 통한 논리적인 문장구조를 완성하여 읽기만 해도 설득되는 스피치를 완성할 수 있게 한다.

● 스토리텔링이 있는 글과 없는 글의 차이는 극명하다

자기소개서는 물론이고 1분 스피치, 면접 답변 등 전반적인 영역에 스토리텔링이 사용된다. 그만큼 스토리텔링의 힘은 강력하다. 다음의 스토리텔링이 적용된 사례와 그렇지 않은 사례를 보면 전달력의 극명한 차이를 쉽게 알 수 있다.

・사례 1

- 스토리텔링이 없음

제 장점은 강한 체력과 인내심입니다. 저는 평소 꾸준한 운동을 통해 체력을 관리하고 있습니다. 또한 주변 사람에게 인내심이 강하다는 소리를 자주 들었습니다.

→ 단순한 사실과 주장의 열거는 설득력을 지니기 어렵다.

- 스토리텔링이 있음

제 장점은 강한 체력과 인내심입니다. 10km 마라톤 완주를 목표로 매일 집 주변의 산책로를 달렸습니다. 숨이 턱까지 차올라 힘들 때도 있었지만 인내심을 가지고 꾸준히 노력한 끝에 극복할 수 있었고, 마침내 10km 마라톤 완주라는 목표를 달성할 수 있었습니다.

→ 마라톤 대회 완주라는 경험을 통해 인내심과 체력을 자연스럽게 어필할 수 있다.

• 사례 2

- 스토리텔링이 없음

저는 책임감이 강한 편입니다. 누가 시키지 않아도 적극성을 가지고 최선을 다해 맡은 일에 임합니다. 또한 위기 상황에서도 빠르게 해결책을 만들어 적응하고 대처할 수 있습니다.

→ 단순한 사실과 주장의 열거는 설득력을 지니기 어렵다.

- 스토리텔링이 있음

저는 책임감이 강한 편입니다. 조별 과제를 진행하던 중 갑작스럽게 조원 몇 명의 부재가 발생했습니다. 저는 조장으로서 책임감을 가지고 남은 인원에게 역할 분담을 하며 적극적으로 팀을 이끌었습니다. 그 결과 마감 기한 전까지 과제를 제출할 수 있었고 교수님에게 좋은 성적 평가도 받을 수 있었습니다.

→ 조별 과제에서 조장을 맡아 책임감을 가지고 팀을 이끌었던 일화를 통해 설득력 있게 책임감과 문제해결 능력을 어필할 수 있다.

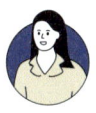
저는 주목을 끌만한 특별한 경험이 없는데 괜찮을까요?

면접관은 면접자에게 엄청난 경험을 기대하거나 요구하지 않는다. 단지 면접자가 어떤 사람인지를 알고 싶어 할 뿐이다. 특별한 경험이 없어도 괜찮다. 평범한 경험이라도 스토리텔링을 통해 전달되는 진솔한 이야기는 면접관의 마음을 움직이는 강력한 힘이 있기 때문이다.

첫인상을 사로잡는 1분 스피치 만들기

● 1분 스피치가 중요한 이유

심리학에 초두효과(Primacy effect)라는 것이 있다. 초두효과는 처음 만났을 때의 첫인상이 그 사람의 전반적인 이미지 형성에 결정적인 영향을 미치는 것을 말한다. 면접에서 첫인상을 결정짓는 가장 중요한 시간이 바로 1분 스피치를 하는 첫 1분이다.

1분 스피치에서의 첫마디와 지원자의 첫인상에서 이미 면접의 당락이 어느 정도 정해졌다고 봐도 과언이 아닌 셈이다. 또한 면접관은 1분이라는 시간에 지원자에 대해 직관적으로 평가하고 면접하는 동안 어떤 질문을 할지를 결정한다. 이처럼 1분 스피치는 면접의 전반에 강력한 영향을 미치기 때문에 철저히 준비해야 한다.

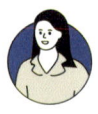 **1분 스피치는 1분을 꽉 채워야 하나요?**

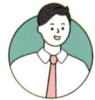 1분 스피치라고 해서 1분을 꽉 채워서 말할 필요는 없다. 하지만 1분이라는 시간이 주어졌는데 시간을 충분히 사용하지 않고 너무 빨리 끝낸다면 나를 어필할 소중한 시간을 버리는 것이다. 반대로 1분을 초과해 길어지면 스피치가 지루해져 면접관에게 좋은 이미지를 주기 어렵다.

1분 스피치는 혼자 긴장하지 않은 상태에서 말했을 때 50초 정도가 가장 적당하다. 면접장에 들어가면 누구나 긴장하게 된다. 실전에서 긴장하게 되면 말을 더 빨리 혹은 더 느리게 하는 사람이 있기 때문에 그 상황까지 감안한 시간이다. 간혹 1분이 아닌 30초나 3분 등 시간을 달리해 스피치를 요구하는 경우도 있기 때문에 짧은 버전과 긴 버전을 함께 준비해 두면 좋다.

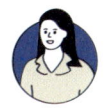
1분 스피치는 창의적이고 튀는 게 좋나요?

많은 취준생이 1분 스피치를 만들며 머리를 쥐어짜며 고심한다. 1분이라는 시간에 뭔가 창의적이고 톡톡 튀는 스피치를 해야 이목을 집중시켜 더 좋은 이미지를 심어줄 수 있을 것 같다는 생각이 들기 때문이다. 물론 완전히 틀린 말은 아니다.

1분이라는 짧은 시간에 좋은 이미지를 심어주기 위해서는 어느 정도 주목이 될 수 있는 내용이 필요하기 때문이다. 재치 있는 멘트로 흥미를 유발할 수 있는 포인트를 만드는 게 너무 식상하고 지루한 스피치보단 낫다.

하지만 1분 스피치를 무조건 창의적이고 독특하게 할 필요는 없다. 일반적으로 취업에서 남보다 튀는 행위는 득보다는 실이 되는 경우가 더 많기 때문이다. 더욱이 취업 시즌에 수십 수백 명의 1분 스피치를 듣는 면접관에게는 웬만한 스피치로는 기억에 남을 정도로 눈에 띄기 힘들다. 말도 안 될 정도로 식상하고 뻔한 내용만 아니라면 눈에 띄는 것보단 진솔하게 구성하는 것이 오히려 더 효과적이다.

• 1분 스피치에서는 절대 실수가 있어선 안 된다

인사말을 제외한다면 면접자가 면접장에 들어가서 가장 먼저 하는 말은 1분 스피치이다. 시험으로 치면 거의 100% 확률로 1번으로 어떤 문제가 나올지를 알고 시험장에 들어가는 것이다. 대놓고 떠먹여 주는 1번 문제를 놓친다면 나머지 문제를 아무리 잘 풀어도 시험에서 경쟁자보다 좋은 성적을 받기는 어려울 것이다.

더욱이 1분 스피치는 면접관의 질문에 제한 없이 하고 싶은 말을 할 수 있는 거의 유일한 시간이라고 봐도 무방하다. 특정 질문을 받고 그 질문 내에서만 답해야 하는 전체 면접 과정에서는 자유롭게 나를 어필하는 것이 어렵기 때문에 1분 스피치의 중요성은 더욱 크다.

'첫 단추를 잘 끼워야 한다'라는 속담이 있다. 어떤 일이든 처음이 중요하다는 말인데 이건 면접장에서도 똑같이 적용된다. 첫 1분 스피치에서 말이 꼬이거나 실수를 하면 면접 과정 전체에 악영향을 미친다. 심리적으로 위축되고 앞에서 했던 실수가 면접이 끝나는 순간까지 머릿속에서 발목을 잡기 때문이다. 자다가 잠꼬대로 말할 수 있을 정도로 1분 스피치를 반복 연습해야 하는 이유가 바로 여기에 있다.

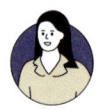 **1분 스피치는 어떻게 준비해야 하나요?**

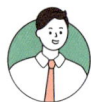 취준생 대부분이 1분 스피치를 처음 만들며 어디서부터 어떻게 접근해야 할지에 대해 막막함을 느낀다. 하지만 걱정할 필요 없다. 1분 스피치 'ABC 3단계 구조 이론'만 적용한다면 누구나 매력적인 1분 스피치 대본을 완성할 수 있기 때문이다.

- **ABC 3단계 구조 이론이란?**

  Argument(주장)　　**B**asis(근거)　　**C**onclusion(결론)

곤충을 3등분하면 머리, 가슴, 배로 나뉘는 것처럼 제대로 된 구조로 잘 쓰인 1분 스피치를 3등분하면 주장, 근거, 결론으로 나뉜다. 이 말을 반대로 생각해 보면 주장, 근거, 결론 각각의 파트를 공략하면 쉽고 빠르게 전체 1분 스피치를 완성할 수 있다는 말이 된다. 지금부터 각 파트를 차근차근 공략해 보자.

- **첫째, Argument(주장) 파트에는 첫인사와 함께 주장하고자 하는 내용이 들어가야 한다.**

  어필하고자 하는 메시지는 한 가지로 해야 한다. 한 가지 이상의 주장을 어필하기엔 1분이라는 시간은 너무나도 짧기 때문이다. 먼저, 자신을 가장 매력적으로 어필할 수 있는 강점 1가지를 선택한다.

  이제 이 강점을 어떻게 주장할지에 대해 고민할 차례이다. 일반적으로 이 주장 단계에서는 사물이나 특정 대상에 자신을 비유하는 방법, 좌우명이나 가치관으로 연관 짓는 방법, 이름이나 별명 등을 활용하여 어필하는 방법 등 지원자마다 다양한 기법을 활용한다. 나의 강점을 제대로 어필할 수만 있다면 어떤 방법을 사용해도 무방하다.

- **둘째, Basis(근거) 파트에는 앞에서 말한 주장에 대한 근거 사례가 담겨야 한다.**

  근거 사례에는 직무 관련 경험을 통한 직무 역량과 성과 및 업적을 어필하는 게 좋다.

 해당 파트에는 구체적인 사례와 정량적인 수치를 활용하면 근거에 대한 신뢰성을 더욱 강화할 수 있다. 이 단계에서의 가장 중요한 핵심은 근거가 되는 사례를 통해 내가 주장하고자 하는 강점을 스토리텔링하는 것이다.

- **셋째, Conclusion(결론) 파트에는 마지막 마무리 인사와 함께 직무에 어떻게 기여할지에 대한 포부와 각오를 나타내야 한다.**

앞에서 주장과 근거를 통해 어필한 강점을 간호직무와 직접적으로 연결 지어 언급해야 한다. 마지막 마무리 파트인 만큼 확신과 자신감이 넘치는 태도로 끝맺음한다면 더욱 전달력 있는 1분 스피치가 될 수 있다.

- **1분 스피치 만들기 구조 예시**
  - **예시 1: 이름에 수식어를 붙이는 방식**

    [A: 주장]

    안녕하십니까, 환자의 눈높이에 맞춰 쉽게 설명할 줄 아는 간호사를 꿈꾸는 ○○○입니다. 병원에 가면 어려운 의학용어를 자주 사용하게 됩니다. 하지만 어려운 의학용어로 설명하면 의료인이 아닌 환자들은 제대로 이해할 수가 없습니다.

    [B: 근거]

    실습을 할 때 환자와 보호자에게 간호 처치에 관한 설명을 할 때면 항상 이 점을 고려해 조금 더 이해하기 쉽도록 설명하기 위해 노력했습니다. 그 덕분에 환자분들에게 "참 설명을 잘하는 간호 학생이네."라는 칭찬을 듣기도 했습니다.

    [C: 결론]

    이러한 작은 부분 하나까지 환자분들의 눈높이에 맞춰 설명하고 더 편하게 다가갈 수 있는 ○○병원의 간호사가 되겠습니다. 감사합니다.

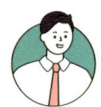

- 예시 2: 키워드를 설정해 나를 비유하는 방식

[A: 주장]

안녕하십니까, '에너지 드링크' 같은 지원자 ○○○입니다. 저는 매사에 긍정적이고 밝은 에너지로 생활하고 있습니다. 그래서 평소 주변 사람에게 함께 있으면 기분이 좋고 힘이 난다는 소리를 자주 들었습니다.

[B: 근거]

실습을 할 때 병동에 출근하면 가장 먼저 밝은 미소로 선생님들과 환자분들에게 인사를 했습니다. 그 덕분에 병동의 환자분들과 빠르게 라포를 쌓고 친해질 수 있었습니다. 또한 병동의 선생님들도 "학생이 오면 우리 병동 분위기가 밝게 변하는 것 같아요. 나중에 우리 병동으로 오면 좋겠어요."라며 좋게 봐주시기도 했습니다.

[C: 결론]

○○병원의 간호사가 되어 저의 밝고 긍정적인 에너지를 통해 환자분들의 어렵고 힘든 순간을 함께하고 싶습니다. 감사합니다.

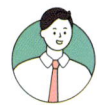

- 예시 3: 좌우명, 속담 등을 활용하는 방식

[A: 주장]

안녕하십니까, "빨리 가려면 혼자 가고, 멀리 가려면 함께 가라"라는 말이 있습니다. 함께의 가치를 알고 ○○병원과 멀리 가고 싶은 지원자 ○○○입니다.

[B: 근거]

아무리 개인의 역량이 뛰어나도 혼자서 이룰 수 있는 것에는 한계가 있다고 생각합니다. 교내 봉사동아리에서 활동하며 팀원과 다양한 봉사활동을 기획한 적이 있습니다. 봉사할 장소를 알아보는 것부터, 연락을 취하고, 여러 봉사 프로그램을 만드는 일까지 어느 것 하나 쉬운 일이 없었습니다. 하지만 동아리원들과 자신이 가장 잘할 수 있는 업무를 나누고 협업한 덕분에 200시간 이상의 봉사를 하고 최우수 동아리상을 수상할 수 있었습니다.

[C: 결론]

혼자서는 할 수 없는 일도 동료들과 함께 팀워크를 발휘한다면 해낼 수 있다고 생각합니다. 입사 후에도 동료들과 협업을 통해 시너지를 낼 수 있는 ○○병원의 간호사가 되겠습니다. 감사합니다.

면접 답변을 만드는 만능 템플릿

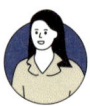 **면접 답변을 할 때 자꾸 정리가 안 되고 횡설수설하게 되는데 설득력 있게 말하는 방법이 있을까요?**

 설득력 있게 말하는 것은 면접의 당락을 결정짓는 핵심 능력이다. 면접의 본질은 면접관이 나를 채용하도록 설득하는 과정이기 때문이다. 설득력 있게 말하는 가장 효과적인 방법은 'PREP기법'을 적용하는 것이다. PREP기법은 훌륭한 연설가이자 영국의 수상이었던 윈스턴 처칠이 즐겨 사용했던 화법이다. 의견을 전달하고 설득하는 데 강력한 효과가 있어 스피치뿐만 아니라 글쓰기에서도 널리 사용된다.

> **· PREP기법이란?**
>
> **P**oint(핵심, 주장)
> **R**eason(이유, 근거)
> **E**xample(예시, 사례)
> **P**oint(핵심, 주장)

PREP기법은 '핵심-이유-예시-핵심'이라는 4단계 구조를 지닌다. 처음부터 핵심을 말하고 이유와 예시를 들어 설득력을 더하며 마지막에 한 번 더 핵심을 말해 주장을 강화하는 과정을 거친다. 핵심(결론)을 먼저 말하는 것은 우리가 자기소개서를 작성할 때 두괄식으로 작성하는 이유와 동일하다. 결론부터 말하지 않는 답변은 지루해져 집중해서 듣기가 어렵기 때문이다.

1. Point(핵심, 주장)

1단계는 핵심 및 주장을 말하는 단계이다. 일반적으로 '-입니다'라는 하나의 문장으로 간략하게 핵심을 말하는 것이 가장 좋다.

예) 저의 장점은 섬세한 관찰력입니다.

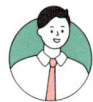

2. Reason(이유, 근거)

2단계는 1단계에서 주장하는 핵심에 대한 이유 및 근거를 제시하는 단계이다. 보통 '왜냐하면 … 하기 때문입니다' 또는 '그 이유는 … 때문입니다'의 형식을 자주 사용한다.

예) 그 이유는 평상시 다른 사람은 발견하기 어려운 작은 부분을 잘 찾아내기 때문입니다.

3. Example(예시, 사례)

3단계는 앞의 주장과 근거에 대한 예시 및 사례를 제시하는 단계이다. '예를 들어', '한 예로', '실제로' 등을 활용하여 주장을 뒷받침할 수 있는 경험을 제시해야 한다. 예시는 답변 시간에 따라 1~2개 제시하고 최대 3개를 넘기지 않아야 한다.

예) 한 예로 병원 실습을 나갔을 때 라운딩을 돌다가 낙상 고위험 환자의 침상 난간이 내려가 있는 것을 발견해 큰 사고로 이어지는 것을 예방한 적이 있습니다. 이때 간호사 선생님에게 "학생은 정말 관찰력이 좋네요."라고 칭찬받은 적이 있습니다.

4. Point(핵심, 주장)

4단계는 다시 한번 1단계에서 주장했던 핵심을 언급하며 주장을 강화하는 단계다. '이를 통해', '이러한 경험을 통해', '이처럼', '앞으로도' 등을 활용하여 내가 주장하고자 하는 바를 어필할 수 있다. 마지막 4단계에서는 내 역량이 해당 업무에 어떻게 도움이 되고 기여할 수 있을지를 역량을 토대로 직무적으로 연결 짓는 것이 효과적이다.

예) 이처럼 저의 섬세한 관찰력을 통해 환자 안전사고를 예방하고 환자분들에게 더욱 섬세한 간호를 제공할 수 있도록 노력할 것입니다.

• PREP 답변 준비하기

Q. 본인의 장점에 대해 말해보세요.

PREP
- **P** Point — 저의 장점은 섬세한 관찰력입니다.
- **R** Reason — 그 이유는 평상시 다른 사람들이 발견하기 어려운 작은 부분조차 잘 찾아내기 때문입니다.
- **E** Example — 한 예로 병원 실습을 나갔을 때 라운딩을 돌다가 낙상 고위험 환자의 침상난간이 내려가 있는 것을 발견해 큰 사고로 이어지는 것을 예방한 적이 있습니다. 이때 간호사 선생님에게 "학생은 정말 관찰력이 좋네요"라고 칭찬을 받은 적이 있습니다.
- **P** Point — 이처럼 저의 섬세한 관찰력을 통해 환자 안전사고를 예방하고 환자분들을 위한 더욱 섬세한 간호를 제공할 수 있도록 노력할 것입니다.

PREP기법을 이용하여 다음의 표를 활용해 면접 질문에 답해 보자.

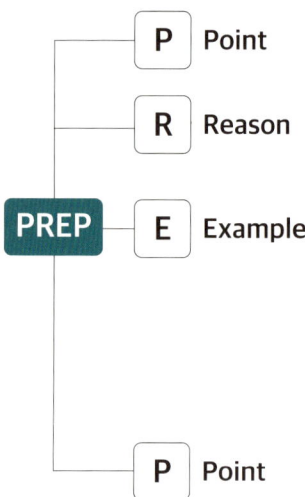

05 5단계: 실전 연습

면접 진행 순서

우리가 면접을 준비함에 있어, 기본적인 면접의 진행 순서는 꼭 숙지하고 있어야 한다. 구체적인 면접 과정은 병원마다 다소 차이가 있을 수 있지만, 전체적인 면접의 진행 흐름은 병원 대부분이 동일하다. 미리 면접의 진행 순서를 숙지하면 앞으로의 상황에 대비할 수 있고 면접으로 인한 긴장도를 낮추는 데 큰 도움이 될 수 있다.

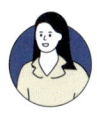

면접은 어떻게 진행되나요?

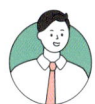

면접은 크게 대기-입실-면접-퇴실의 총 4단계로 진행된다.

1. 대기

내가 해당되는 면접조를 호출하기 전까지 면접 대기실에서 대기하는 단계이다. 대기 시간에는 미리 준비해 온 빈출 및 기출 질문과 스크립트를 읽으며 면접 답변에 대해 최종적으로 점검하는 것이 좋다. 앞에서 한 팀씩 호명될 때마다 점점 더 긴장도가 높아질 수 있기 때문에 마인드 컨트롤을 통해 긴장을 푸는 연습을 해야 한다.

2. 입실

면접 대기실에서 내가 포함된 면접조가 호출되면 정해진 면접장으로 들어가게 된다. 바로 들어가도 된다는 말이 없고 문이 닫혀 있으면 노크를 해서 들어가도 되는지를 확인받는 게 좋다. 긴장을 하면 걷는 자세가 어색해질 수 있기 때문에 자신감을 가지고 당당하게 입장하자. 정해진 의자 앞에 선 후 다른 면접자들과 면접관에게 인사를 한다. 그 후 면접관이 앉으라는 신호를 주면 의자에 착석하면 된다.

3. 면접

일반적으로 1분 자기소개를 시작으로 질의응답이 진행된다. 하지만 간혹 1분 자기소개를 하지 않고 바로 면접 질문으로 들어가는 경우도 있으니 무조건 처음엔 1분 자기소개를 한다고 예상하면 크게 당황할 수 있다. 질문은 전체 면접자에게 하는 공통 질문과 지정된 면접자에게 하는 개별 질문으로 나뉘어 진행된다.

4. 퇴실

면접 진행이 끝나면 입실 시와 마찬가지로 함께 면접을 본 면접자들과 마무리 인사를 한다. 퇴실은 입장했던 순서의 반대로 퇴장하면 된다. 면접장을 완전히 나오는 순간까진 면접이 끝난 게 아니기 때문에 마지막에 실수하지 않도록 긴장을 늦추지 말자. 입실 시에 문이 닫혀 있었다면 퇴실할 때 마지막으로 나오는 사람이 꼭 문을 닫아야 한다. 이때 문을 너무 세게 닫지 않도록 주의한다.

효율성을 올려주는 면접 준비 노하우 - 핵심 키워드 암기법

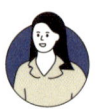

면접 답변에 대한 대본(스크립트)을 쓰고 외워야 하나요?

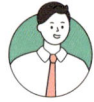

기출 및 빈출 질문에는 나만의 모범 답변을 달고 스크립트를 쓰는 것을 추천한다. 다만 적어 놓은 대본을 그대로 암기할 필요는 없다. 대본을 토씨 하나 틀리지 않고 암기하려고 하다 보면 실제로 말할 때도 암기해서 말하는 듯한 부자연스러움이 느껴질 수 있기 때문이다.

소위 말해 외운 티가 나는 답변이 되는 것이다. 또한 예상치 못한 돌발 상황이 발생하거나 중간에 암기했던 부분이 떠오르지 않으면 당황해서 면접을 망치는 경우도 있다. 결론적으로 단순 암기를 통해서만 면접을 준비하면 득보다는 오히려 독이 될 수 있다.

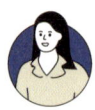

대본을 암기하지 않는다면 어떻게 면접 답변을 준비해야 하나요?

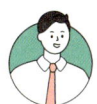 면접에서 중요한 건 외운 것을 똑같이 말하는 것이 아니다. 해당 질문에 대한 답변에 대해 내 생각을 제대로 전달할 수만 있다면 준비한 대본과 달라도 전혀 상관없다. 그래서 처음부터 대본처럼 말하려는 욕심을 버리고 말하고자 하는 핵심 키워드를 위주로 내용을 전달하는 연습을 해야 한다. 긴장되는 상황에서도 핵심 키워드만 제대로 알고 있다면 내가 전달하고자 하는 의견을 온전히 전달할 수 있기 때문이다.

예를 들어 작성해 놓은 답변 스크립트가 있다면 그대로 외우기보다는 핵심 키워드를 추출해 어떤 내용을 전달할지를 기억해야 한다. 세세한 부분을 다 암기할 수 있다면 가장 좋겠지만, 실제 면접장에서는 긴장이 많이 되기 때문에 굵직굵직한 핵심 키워드 위주로 암기하고 거기에 살을 붙여 답변을 만드는 연습을 하는 것이 가장 효과적이다.

• **핵심 키워드 암기법 예시**

저의 장점은 **섬세한 관찰력**입니다. 그 이유는 평상시 다른 사람들이 발견하기 어려운 작은 부분조차 잘 찾아내기 때문입니다. 한 예로 **병원 실습**을 나갔을 때 **라운딩**을 돌다가 낙상 고위험 환자의 침상 난간이 내려가 있는 것을 발견해 큰 사고로 이어지는 것을 예방한 적이 있습니다. 이때 간호사 선생님에게 "학생은 정말 관찰력이 좋네요"라고 **칭찬**을 받은 적이 있습니다. 이처럼 저의 섬세한 관찰력을 통해 환자 **안전사고**를 **예방**하고 환자분들을 위한 더욱 섬세한 간호를 제공할 수 있도록 노력할 것입니다.

- **핵심 키워드**

섬세한 관찰력, 병원 실습, 라운딩, 침상 난간, 칭찬, 안전사고 예방

1. 예상 질문에 대한 답변 스크립트에서 의견 전달의 핵심이 되는 키워드를 선정한다.
2. 해당 질문의 답변으로 핵심 키워드를 암기한다.
3. 답변을 할 때는 핵심 키워드를 떠올려 내용을 구체화하며 답변한다.

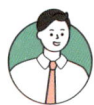
다만, 기출 확률이 극도로 높은 중요한 질문은 암기를 추천한다. 1분 스피치, 자기소개, 지원 동기, 장단점, 입사 후 계획 및 포부 등이 이에 해당된다. 주의할 점은 수십 번 이상 반복 연습을 통해 자연스럽게 대화하듯 말하는 수준까지 답변 완성도를 높여야 한다. 나머지 질문에 대해서는 핵심 키워드 암기법을 적용하여 답변의 큰 그림만 기억해 두고 이를 바탕으로 답변을 만들어 가면 된다.

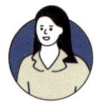
답변하는 게 외운 것처럼 부자연스럽다면 어떻게 해야 하나요?

답변할 때 암기한 티가 난다면 아직 연습량이 부족하다는 뜻이다. 자다가 금방 일어나서 무의식적으로 말할 정도로 연습하면 머리가 아닌 몸이 기억하게 돼 있다. 긴장을 하더라도 준비한 내용을 말할 수 있게 된다. 그 수준까지 준비하고 연습하는 지원자가 많지 않을 뿐이다. 거울을 보고 말하는 연습, 표정 관리, 시선 처리, 자세 등 다방면으로 자연스럽게 말하는 훈련이 필요하다.

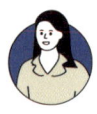
면접 질문이 너무 많아서 다 준비하기 힘들어요.

너무나 당연하다. 현실적으로 모든 질문을 다 예측하고 답변을 달고 준비하는 것은 불가능에 가깝다. 그래서 기출 및 빈출 질문 중 중요한 순으로 우선순위를 정해서 면접 답변을 준비하는 게 가장 효과적이고 현명한 전략이다.

효율성을 올려주는 면접 준비 노하우 - 혼자 면접 준비하기

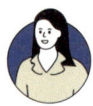
면접 준비를 혼자 해야 한다면 어떻게 하는 게 좋을까요?

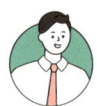
취준생 대부분은 면접 준비를 혼자서 해야 한다. 친구들과 함께 면접 스터디를 준비하는 경우에도 혼자 연습하는 과정은 꼭 필요하다. 하지만 혼자서 면접 준비를 하면 함께 하는 경우보다는 훨씬 방법이 제한적일 수밖에 없다. 그렇다면 어떻게 해야 혼자서도 효율적으로 면접을 준비할 수 있을까?

• 스크립트 읽기

먼저, 가장 기본은 기출 및 빈출 질문에 달아 놓은 답변 스크립트를 반복해서 읽는 것이다. 앞서 핵심 키워드 이론에서 말한 것처럼, 스크립트를 똑같이 암기할 필요는 없다. 답변에 사용되는 단어와 문장이 익숙해지고 자연스럽게 입에 붙을 수 있도록 반복하는 게 핵심이다.

• 거울 보며 스크립트 읽기

스크립트를 읽는 게 익숙해졌다면, 이번엔 거울 앞으로 갈 차례이다. 거울을 보며 스크립트를 읽으면 혼자서도 교정이 필요한 부분을 확인할 수 있다. 긴장해서 말할 때 표정이 너무 굳어지지 않는지, 말하는 동안 입꼬리가 내려가 표정이 어두워지지 않는지, 시선 처리가 흔들리지 않는지 등 좋지 않은 습관을 쉽게 찾아볼 수 있다. 일단 안 좋은 습관을 찾았다면 고치기 위해 의식해서 말하는 연습을 해야 한다. 가장 중요한 것은 아나운서처럼 말을 잘하는 것이 아니라 대화하듯 자연스럽게 말하는 것이다.

• 카메라 앞에서 말하기

거울 속 내 모습을 보며 말하는 게 익숙해졌다면, 삼각대를 설치하고 카메라를 이용해 내가 답변하는 모습을 촬영해 보자. 굳이 좋은 카메라를 사용할 필요는 없다. 누구나 가지고 있는 스마트폰 카메라로도 충분하다. 영상으로 촬영했다면 이제 현실과 마주할 차례이다. 거울을 보고 연습했을 때보다 훨씬 더 객관적이고 적나라하게 내 현 상태를 알 수 있다.

처음엔 녹화 버튼을 누르고 카메라 앞에서 말하는 게 어색하고 입이 잘 떨어지지 않겠지만, 익숙해지면 실제 면접관 앞에서 말할 때도 큰 도움이 된다. 언제나 처음이 어려운 것이지 계속하다 보면 익숙하게 잘하는 순간이 반드시 오기 마련이다.

효율성을 올려주는 면접 준비 노하우 - 함께 면접 준비하기

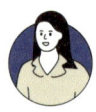 **면접 준비를 같이할 때는 어떻게 하는 게 좋을까요?**

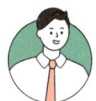 면접을 준비하는 가장 효율적인 방법은 면접 스터디를 활용하는 것이다. 면접 스터디는 취업을 준비하는 사람들이 모여 실제 면접에서 진행되는 과정을 모의 면접을 통해 연습하는 데 목적이 있다. 혼자서 연습했을 때 미처 발견하지 못한 내 부족한 부분에 대해 피드백을 받아 보완할 수 있고, 다른 사람의 실수나 잘하는 점을 보고 많은 것을 배울 수 있다.

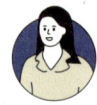 **면접 스터디는 어떻게 만드나요?**

 면접 스터디는 보통 같은 병원을 준비하는 학교 친구들끼리 구성하는 게 일반적이다. 주변에서 구하기 어렵다면 간호사 커뮤니티나 인터넷 카페 등을 이용하는 것도 방법이다. 인원은 짝수로 구성하는 게 효율적이고 최소 4명에서 최대 8명을 넘기지 않는 것이 좋다.

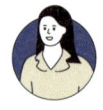 **면접 스터디는 어떻게 운영하나요?**

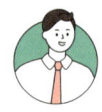 먼저 스터디 그룹을 2개의 조로 나눠 면접관과 면접자의 역할을 번갈아 가며 수행한다. 이때는 기출 및 빈출 질문을 리스트업해서 무작위로 질문을 주고받고 서로에게 피드백을 통해 객관적인 시각으로 보완점을 찾는 것이 목적이다.

모임 주기는 피드백을 받고 개인이 따로 연습하고 보완할 시간이 필요하기 때문에 너무 자주 모이기보다는 주 2~3회가 적당하다. 면접 연습 이외에도 병원 분석을 함께 하거나 취업 고충을 나누는 등의 정보 교류를 통해 서로에게 도움을 줄 수 있는 든든한 지지체계가 될 수 있다.

장소는 빈 강의실이나 스터디룸 등 조용하게 면접에 집중할 수 있는 환경을 추천한다. 복장은 가능하면 실제 면접을 보는 복장으로 준비하는 게 가장 좋다. 면접 분위기

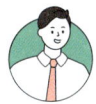
도 입실하여 인사 후 착석부터 마무리 인사 후 퇴실까지 전체 면접 과정을 실전처럼 진행해야 한다. 실전과 같은 상황에서의 경험은 나중에 실전 면접에서 큰 도움이 된다.

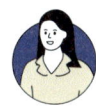
면접 스터디를 효과적으로 운영하는 팁이 있다면?

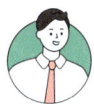
면접 스터디를 운영함에 있어 구성원의 적극성과 책임감은 무엇보다 중요하다. 기본적으로 시간약속을 잘 지키는 것부터 서로에게 도움이 될 수 있는 방향으로 피드백을 해야 한다. 이러한 환경이 자율적으로 유지되면 가장 좋겠지만, 생각처럼 쉽지 않다. 그래서 지각하면 약간의 지각비를 내는 것처럼 적당한 의무감을 느낄 수 있는 내부 체계를 정립하는 것도 하나의 방법이 될 수 있다.

혼자서 면접 연습을 했을 때와 마찬가지로 카메라와 삼각대를 이용해 면접 과정을 녹화해서 함께 보며 피드백하는 방법을 이용해 보자. 면접의 진행은 적당한 긴장감이 있어야 하고 예측할 수 없는 실전 환경에 대비하기 위해 돌발 질문을 통해 압박 면접을 시도해 보는 것도 큰 도움이 된다.

면접자의 입장이 아닌 면접관의 역할을 할 때도 많은 것을 배울 수 있다. 내가 면접관이라면 어떤 지원자를 뽑을지를 고민하다 보면 내가 앞으로 면접을 볼 때 어떻게 말하고 어떤 태도로 면접에 참여해야 할지 명확한 방향을 잡을 수 있기 때문이다. 또한 면접자가 어떤 실수를 자주 하는지를 보게 되면 나 또한 같은 실수를 하지 않기 위해 내 잘못된 점을 파악하고 고칠 수 있게 된다.

- **이것만은 꼭! 모의 면접 피드백 체크리스트**

  - **모의 면접 피드백 항목**

    ☐ 적절한 면접 복장 및 헤어, 메이크업을 했는가?

    ☐ 예의 바른 태도와 바른 자세로 면접에 참여하는가?

    ☐ 면접을 보는 동안 밝은 미소를 유지하는가?

    ☐ 답변을 할 때 시선 처리가 흔들림 없이 안정적인가?

    ☐ 자신감 있는 목소리로 답변하는가?

    ☐ 너무 느리거나 빠르지 않은 적당한 속도로 답변하는가?

    ☐ 발음과 발성, 호흡이 안정적이고 정확한가?

    ☐ 질문의 의도에 맞는 적절한 답변을 하는가?

    ☐ 꼬리 질문 및 돌발 질문에 당황하지 않고 적절한 답변을 하는가?

    ☐ 자기 생각과 의견을 논리적으로 전달하는가?

    ☐ 주어진 답변 시간을 적절히 지키는가?

    ☐ 다른 지원자의 의견을 존중하고 경청하는가?

    ☐ 답변할 때 무의식적인 말투나 불필요한 추임새는 없는가?

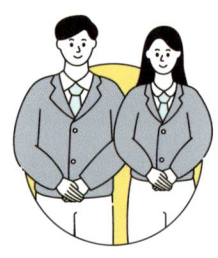

내 실력의 100%를 보여주기 위한 긴장 풀기 스킬 5가지

● 긴장을 풀어야 하는 이유

면접을 준비하는 많은 사람들이 간과하는 게 있다. 기출 및 빈출 질문에 대한 답변은 그렇게도 열심히 준비하지만, 정작 면접장에서 마주할 긴장감에 어떻게 대처해야 할지 미리 대비하는 이들은 많지 않다.

면접장에서 긴장하는 것은 너무나 당연하다. 정도의 차이가 있을 뿐 누구나 면접장에서는 긴장하기 마련이다. 적당한 긴장감은 면접에서 긍정적인 영향을 주기도 하지만, 과도한 긴장은 면접 자체를 망쳐 버리기도 한다.

실제로 많은 지원자가 너무나 긴장한 나머지 본인의 역량의 절반도 보여주지 못한 채 면접장을 나와 탈락의 고배를 마시곤 한다. 나를 어필할 수 있는 역량 100을 준비해 왔다면 100%까지는 아니라도 적어도 70~80%는 보여주고 나와야 떨어지더라도 덜 억울하지 않겠는가?

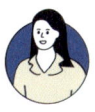
Q. 긴장을 푸는 선생님만의 노하우가 있다면 알려주세요.

1. 최대한 많은 면접 경험

면접은 경험이 깡패이다. 단언컨대 면접은 많이 볼수록 잘 볼 수밖에 없다. 그 경험이 실전 면접이면 더 좋겠지만, 모의 면접도 큰 도움이 된다. 생각보다 많은 지원자가 모의 면접조차 경험하지 않고 실전 면접에 임한다.

면접 자체를 한 번도 안 본 사람과 모의 면접이라도 접해 본 사람이 면접장에서 마주하는 긴장도는 천지 차이이다. 가능한 한 실전과 같은 면접 경험을 많이 해봐야 한다. 학교에서 하는 모의 면접 프로그램에 참여하거나 친구들과 면접 스터디를 만들어 모의 면접을 경험하는 것도 좋은 방법이다.

2. 철저한 정보 조사와 반복 연습

면접 준비를 얼마나 많이 했는지에 따라 느껴지는 긴장도는 다를 수밖에 없다. 기출 및 빈출 질문에 대해 암기를 넘어설 정도로 반복적으로 연습하면 아무리 긴장해도 몸이 기억해서 말할 수 있는 수준에 도달할 수 있다. 정말 미친 듯이 반복해서 연습하다 보면 이게 무슨 말인지를 알게 될 것이다.

면접 연습뿐만 아니라 철저한 사전 조사도 긴장도를 낮추는 데 중요한 요소이다. 면접장에는 면접관 몇 명이 있고, 면접자는 몇 명이 들어가고 한 명이 보통 몇 개의 질문을 받고 면접은 통상적으로 얼마간 진행되는지 등 면접에 관해 가능한 모든 정보를 상세하게 조사해야 한다. 실제로 면접만 안 봤지, 사전 조사를 통해 면접 진행에 대한 거의 모든 부분을 알고 있어야 한다. 그래야 불안함과 긴장감이 줄어들어 각 상황에서 적절하게 대처할 수 있기 때문이다.

3. 최소 30분 전 면접장에 도착하기

믿기 어려울 수 있겠지만, 면접장에 가보면 면접 시간 직전에 빠듯하게 면접장에 도착하거나 심지어 자신의 면접 시간보다 늦게 오는 경우를 심심치 않게 볼 수 있다. 앞에 다른 병원의 면접이 있거나 하는 특수한 상황이 아니라면 면접장에는 최소 30분 전에는 도착하는 것이 면접을 준비하는 이의 기본자세이다.

빠듯하게 도착해 숨도 돌리지 못하고 긴장된 상태로 면접장에 들어가는 것보단 넉넉하게 일찍 도착해 여유를 즐기는 편이 낫다. 미리 준비해 온 면접 답변 스크립트를 읽고 면접장을 둘러보며 주변 환경과 익숙해지면 긴장을 푸는 데 큰 도움이 되기 때문이다. 면접 전날 면접장으로 가는 교통편을 미리 알아보고 만에 하나의 상황에 대비해 넉넉하게 시간을 두고 출발하도록 하자.

4. 이미지 트레이닝

앞에서 다룬 내용이 면접장에 도착하기 전까지 준비 단계에서의 긴장 풀기 스킬이었다면 지금부터는 면접장 안에서의 긴장 풀기 스킬을 다뤄보겠다. 긴장 풀기를 위해 가장 큰 심리적 효과를 볼 수 있는 방법은 이미지 트레이닝이다. 이미지 트레이닝은 머릿속으로 면접 상황의 이미지를 그리며 연습하는 과정을 말한다.

 앞서 철저한 정보 조사가 긴장감을 낮춘다고 말했다. 구체적인 이미지 트레이닝을 위해서는 면접에 대한 상세한 정보가 큰 도움이 된다. 이미지 트레이닝을 하는 방법은 간단하다. 앞으로의 면접 과정에 대해 하나하나 세세한 동작까지 머릿속으로 그려 보는 것이다.

• **이미지 트레이닝 예시**

내가 해당되는 면접조가 호명되면 일어나서 면접관이 있는 방문 앞에 선다. 그리고 내가 면접자 중 맨 앞에 있다면 문을 열고 들어가야 할 것이고, 내가 맨 마지막이라면 문을 닫고 들어가야 할 것이다. 모두가 방에 들어가서 의자 앞에 잠깐 멈춰선 후 면접관에게 인사를 한 후 좌석에 착석한다. 그리고 공통 질문으로 1분 자기소개를 하게 될 것이다. 그 후 ….

이러한 상세한 면접 과정을 머릿속으로 하나하나 그리며 이미지화해 보자. 이미지 트레이닝은 현장에서의 긴장도를 낮춰 주기 때문에 면접장에 들어가기 직전에 꼭 시도해 보는 것을 추천한다. 추가로 이미지 트레이닝과 함께 병행하면 긴장을 줄이는 데 큰 시너지 효과를 낼 수 있는 방법 3가지를 추가로 소개한다.

1) 심호흡

천천히 코로 숨을 들이쉬고 다시 천천히 입으로 내쉰다. 이 과정을 반복하며 호흡에 집중하면 긴장 완화에 큰 도움이 된다. 눈을 감고 주변 환경의 자극을 줄이고 명상하듯 하면 더 빠른 효과를 볼 수 있다.

2) 자기 암시

본디 인간은 스스로를 믿는 만큼 변할 수 있다. 자신을 믿고 잘해 낼 수 있다는 마법의 주문을 끊임없이 마음속으로 걸어라. "할 수 있다", "나는 자신 있게 면접을 잘 보고 올 것이다", "내가 아니면 누가 여기서 뽑힐 거란 말인가" 등으로 자신감과 자기 신뢰를 높일 수 있는 말이라면 어떤 문장이든 상관없다. 면접장에 들어가기 전에 속는 셈 치고 시도해 보라. 큰 도움이 될 것이다.

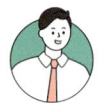

3) 스트레칭

심리적으로 긴장하면 이는 신체에도 반영된다. 어깨가 움츠러들고 몸이 굳어 겉으로도 긴장한 느낌을 줄 수 있기 때문에 간단한 스트레칭으로 신체적 긴장도를 낮춰 주는 과정이 필요하다. 신체적 긴장도가 낮아지면 심리적 긴장도도 함께 낮아져 긴장 완화에 많은 도움이 된다.

5. 같은 면접조와 간단한 담소 나누기

우리가 면접장에서 긴장하는 이유 중 하나는 낯선 장소에서 낯선 사람을 만나기 때문이다. 장소라는 환경은 바꿀 수 없지만 함께 면접을 보는 사람들과 간단한 인사와 담소를 통해 낯설지 않은 사람으로 만들 수는 있다. 억지로 불편한 대화를 이끌라는 건 아니다.

간단한 인사를 통해 말을 트고 긴장되는 감정에 대해 이야기하고 공감하다 보면 짧은 대화만으로 금세 가까워질 수 있다. 아무런 대화도 하지 않고 면접장에 들어간다면 옆에 앉은 지원자는 떨어뜨리고 싶은 경쟁자가 되겠지만, 몇 마디의 짧은 대화만으로도 공감대가 형성되면 그는 함께 합격하길 바라는 든든한 아군이 될 수 있다.

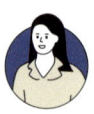

우황청심환을 먹어도 될까요?

간혹 긴장 완화를 위해 면접 전 우황청심환을 복용하는 경우가 있다. 우황청심환 복용 자체가 문제가 되는 것은 아니다. 다만, 기존에 먹고 효과를 봤던 사람이면 몰라도 긴장된다고 평소에 먹어보지도 않은 우황청심환을 면접 당일 복용하는 건 절대 추천하지 않는다. 사람마다 효과가 천차만별이고 약효가 잘 맞는 사람이 있는 반면 긴장이 풀어져 졸음이 오거나 나른해지는 경우도 있어 주의가 필요하다.

더불어 커피나 녹차에는 카페인이 함유되어 있어 긴장된 상황에서 심계항진을 유발할 수 있기 때문에 커피나 녹차 대신 물이나 따뜻한 차를 마시는 것을 추천한다. 다만, 어떤 음료를 마시든 긴장하면 평소보다 이뇨 작용이 활발해질 수 있으므로 너무 많이 마시지 않도록 주의해야 하고, 면접장에 들어가기 전에는 꼭 미리 화장실에 다녀와야 한다.

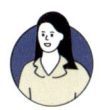 **긴장해도 말을 잘할 수 있는 방법이 있나요?**

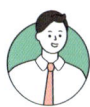 극도로 긴장감이 높아지는 면접장에서는 제한된 시간 내에 생각을 정리하고 말을 조리 있게 하는 건 웬만한 면접 경험이 있지 않는 한 굉장히 어려운 일이다. 그래서 면접 준비 단계에서 나를 충분히 분석하고 스스로를 어필할 수 있는 포인트를 답변에 녹이며 미리 내 생각을 정리해야 한다.

기출 및 빈출 질문을 위주로 답변하는 연습을 충분히 했다면 대부분의 질문에 당황하지 않고 쉽게 답변할 수 있다. 작정하고 물어보는 돌발 질문이 아닌 이상 예상 질문을 통해 충분히 대비할 수 있는 질문일 확률이 높기 때문이다.

앞에서도 계속 말했지만, 가장 중요한 건 긴장한 상황에서도 몸이 기억할 수 있을 정도로 반복해서 말하는 연습을 해야 한다는 것이다. 긴장해도 말을 잘하는 방법은 분명히 존재한다. 다만 아무나 그 방법을 적용할 수는 없다. 끊임없는 반복 연습과 피나는 노력이 필요하기 때문이다.

● 면접 준비, 이것만은 꼭 확인하자!

- 면접 전날

- ☐ 면접 장소 확인
- ☐ 교통편 확인
- ☐ 면접 시간 확인
- ☐ 면접 의상 확인
- ☐ 예상 질문 스크립트 등 대기 시간에 볼 자료 준비
- ☐ 신분증, 서류 등 기타 개별 준비 물품 확인

- 면접 당일

- ☐ 최소 30분 전까지 여유 있게 도착
- ☐ 탈의를 위한 공간 확인(옷을 갈아입을 경우)
- ☐ 대기 시간에 면접 진행 순서 숙지
- ☐ 면접 예상 질문 스크립트 리마인드
- ☐ 마인드 컨트롤 및 긴장 풀기
- ☐ 미소 짓는 연습하며 안면 근육 미리 풀기
- ☐ 면접장 들어가기 전 면접 복장 최종 점검
- ☐ 면접장 들어가기 전 화장실 다녀오기

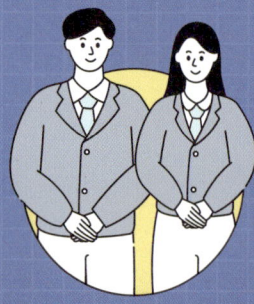

Part 3

합격하는 면접 준비의 실전

01 | 직무 면접 최다 빈출 50문항

02 | 인성 면접 최다 빈출 50문항

03 | 면접 실전 궁금증 완벽 타파

01 직무 면접 최다 빈출 50문항

전국 상급병원 직무 면접 최다 빈도 기출 문제와 답변 예시입니다.

01 낙상을 사정하는 도구를 말해보세요.

Morse fall Scale이 가장 흔히 사용되는 낙상 사정 도구로, 낙상의 경험, 이차 진단, 보행 보조, 정맥주사 여부, 걸음걸이와 의식장애로 평가합니다. 24점 이하는 낙상 위험이 거의 없음, 24점에서 50점은 낙상 위험이 낮음, 51점 이상은 낙상 위험성이 높음으로 평가됩니다.

02 낙상 발생 시 어떻게 처치해야 하나요?

환자의 의식, 활력 징후, 신경학적 사정, 그리고 머리, 목, 척추, 사지 등의 손상 여부와 환자 상태를 정확히 사정하고 그에 따른 응급조치를 합니다. 심한 통증을 호소하거나 골절이 의심되거나 입, 코, 귀 등에서 분비물이 관찰되는 경우, 출혈이 있거나 의식이 없는 경우는 환자를 옮기지 않습니다. 담당의와 관리자에게 보고하고, 환자 가족에게 환자 상태를 알리고 낙상 위험요인 재사정 후 예방 활동을 강화합니다.

03 낙상 예방법으로는 어떤 것들이 있나요?

낙상 고위험군으로 분류된 환자는 낙상 위험 표지판을 환자의 차트, 환자, 병실, 침상에 부착하고 환자와 보호자에게 낙상 예방 교육을 시행합니다. 호출기는 환자의 손이 닿는 범위 내에 쉽게 이용할 수 있는 위치에 배치하고, 자기 전 소변을 보도록 안내합니다. 크기가 잘 맞고 바닥이 미끄럽지 않은 신발이나 슬리퍼를 신도록 교육합니다. 침상을 최대한 낮게 유지하고 침상 바퀴가 잘 잠겨 있는지, side rail이 잘 올려져 있는지 확인합니다. 보행 시 보호자와 함께하도록 설명하고 도움이 필요한 경우 간호사에게 도움을 청하도록 안내합니다.

04 손 위생에 대해 말해보세요.

손 위생은 손 씻기, 물 없이 적용하는 손 소독, 수술 전 손 소독을 포함하는 용어입니다.

환자의 피부나 환자 주변에 존재하는 미생물이 의료진의 손을 오염시키는데, 이때 손 위생을 시행하지 않거나 불충분하게 손 위생을 시행하면 의료진의 오염된 손을 통해 다른 환자나 환경에 전파되게 됩니다. 이를 막기 위해 손 위생을 시행하게 되고, 손 위생은 감염 관리의 기본이자 가장 효과적인 방법입니다.

05 외과적 손 씻기와 내과적 손 씻기의 차이는 무엇인가요?

내과적 손 씻기란 눈에 보이는 오염이나 일시적 오염균을 제거하기 위해 일반 비누나 항균 비누와 물을 이용하여 손을 씻는 방법입니다.

외과적 손 씻기는 피부 상재균을 감소시키고 일시적 오염균을 제거하기 위해 수술이나 시술 전 피부 소독제를 이용한 손 씻기나 물 없이 적용하는 손 소독 방법입니다.

한걸음더

눈에 보일 만큼 오염물질이 묻은 손의 올바른 대처법을 말해보세요.
내과적 손 씻기를 적용해야 하며, 비누와 물을 사용하여 손 위생을 시행합니다.

06 손 위생이 필요한 순간은 언제인가요?

환자 접촉 전후와 청결이나 무균 처치 전, 체액 노출 위험 후와 환자 주변 접촉 후에 시행합니다.

한걸음더

환자에게 약을 주려고 할 때 손 씻기를 수행하는 건 언제인가요?
투여 약물 준비 전, 환자 접촉 전, 환자 접촉 후, 물품 정리 후 손 씻기를 시행합니다.

손 씻기 시범을 보여주세요.
손바닥-손등-손가락 사이-손가락 뒷면-엄지-손톱 끝 순서로 시행합니다.

07 병원감염 정의와 종류는 어떤 것이 있나요?

병원감염은 입원 당시에 없었거나 잠복하고 있지 않던 감염이 입원 기간 중이나 수술 후 퇴원하여 30일 이내에 발생하는 것입니다. 병원감염의 종류는 내인성, 외인성, 의원성이 있습니다.

* 병원감염 종류
- **내인성 감염**: 대상자의 저항력이 감소하였을 때 발생, 구강이나 장에 정착하고 있는 세균 등이 과성장하여 감염을 일으킴.
- **외인성 감염**: 환자 자신 이외의 외부에서 균이 들어와 발생.
- **의원성 감염**: 도뇨관 삽입을 통해 요로 감염 등과 같이 치료적, 진단적 과정에서 발생한 감염.

08 격리의 종류를 말해보세요.

격리의 종류는 표준주의, 공기주의, 비말주의, 접촉주의가 있습니다.

* 격리의 종류
- **표준주의**:
  모든 환자에게 적용되는 격리 지침. 손 위생, 개인보호구 장비, 호흡기 에티켓, 환경 관리, 세탁물 관리, 안전주사 실무, 척추 천자 시술 감염 예방 등.

- **공기주의**:
  작은 입자가 공기 중에 떠다니면서 전파되는 질환에 취하는 격리 지침. 1인실 사용 및 음압 병실 치료, 병실 출입 시 N95 마스크 착용.

- **비말주의**:
  5마이크로보다 큰 입자의 비말에 의해 전파되는 질환에 해당. 일회용 마스크 착용, 환자와 환자 사이 간격은 90cm 이상 유지.

- **접촉주의**:
  대상자나 환경에 직접 접촉에 의한 감염 위험이 있을 때 적용. 장갑, 손 위생, 보호 가운 착용. 병실에서 나올 때 장갑과 보호 가운을 벗고 손 위생 시행.

09 격리와 역격리의 차이는 무엇인가요?

격리는 대상자가 감염성 질환일 때 환자와 보균자를 격리하기 위해 시행하며 음압 병실을 사용합니다. 결핵이나 홍역, 수두, 코로나19 등이 있습니다.

역격리는 보호 격리라고도 하며 질병이나 상처, 혹은 면역억제제 사용으로 감염에 대한 방어력이 낮아진 대상자에게 시행합니다. 백혈병이나 이식 환자에게 적용합니다.

한걸음더

공기감염에 포함되는 질환은 어떤 것이 있고, 공기감염의 예방 방법으로는 어떤 것이 있나요?

공기감염은 수두, 홍역, 활동성 호흡기 결핵, 파종성 대상포진, 최근에는 코로나19 등이 있습니다. 공기감염 예방을 위해 환자는 음압을 유지해서 공기조절을 관리하는 개인 병실을 사용하도록 하고, 의료종사자는 N95 안면 마스크를 착용하고, 환자는 수술용 마스크를 착용하도록 합니다.

10 세척과 소독과 멸균의 차이점을 말해보세요.

세척이란 눈에 보이는 먼지, 오염, 기타 이물질을 제거하는 것이며, 소독이란 아포를 제외한 질병 발생 대부분을 사멸하는 과정입니다. 멸균이란 모든 형태의 미생물을 파괴하는 과정입니다.

11 환자 안전사고는 어떤 것이 있나요?

환자 안전사고는 근접 오류, 위해 사건, 적신호 사건이 있습니다.

근접 오류는 위해를 일으킬 가능성이 있었지만, 예방 가능했던 환자 안전사고, 결국 '위해 없음'으로 결론이 난 경우를 말합니다.

위해 사건이란 의료상의 오류나 사고로 인해 예상치 못한 심각한 결과가 나타난 경우를 말하며, 적신호 사건은 위해 사고 중 사망에 이르거나 심각한 기능적인 문제가 발생한 사고를 말합니다.

12 환자 확인이 필요한 시점은 언제인가요?

환자 확인은 의약품 투여 전, 혈액제제 투여 전, 검사 시행 전, 진료와 처치, 시술 전에 시행합니다.

13 환자를 확인할 때는 어떻게 하나요?

정확한 환자 확인을 위해 개방형으로 질문하고 환자 이름이나 생년월일, 등록번호 등 최소 두 가지 이상의 지표를 사용합니다. 환자의 병실 호수나 위치를 알리는 지표는 환자 확인 지표로 사용 불가하며, 모든 상황과 장소에서 일관된 환자 확인 방법을 적용해야 합니다. 환자가 의식이 없거나 의식 표현이 어려운 경우에는 별도의 환자 확인 방법을 적용합니다.

한걸음더

팔찌와 환자가 말하는 정보가 다를 땐 어떻게 해야 하나요?
환자 정보(등록번호, 생년월일 등)를 재확인합니다. 만약 다른 환자의 팔찌라면 확인 후 환자 본인의 것으로 바꿔줍니다. 근접 오류이므로 내규에 따라 보고서 작성 등을 진행합니다. 전산이 잘못 입력되어 있다면 원무과에 연락하여 확인합니다.

14 5 right는 무엇을 말하나요?

5 right는 투약 시 확인해야 하는 5가지를 말하는데, 정확한 환자(Right patient), 정확한 약물(Right drug), 정확한 용량(Right dose), 정확한 시간(Right time), 정확한 경로(Right route)를 말합니다.

15 7 right는 무엇을 말하나요?

최근 5 right에서 2가지가 더 추가되어 7 right로 불리는데, 정확한 기록(Right record)과 정확한 교육(Right education)이 추가되었습니다.

16 KCl 투여 시 주의사항을 말해보세요.

반드시 희석하여 사용하고 혈관의 개존성을 확인합니다. 괴사, 동통, 정맥염 등의 부작용이 발생하면 즉시 투여를 중지하고 의사에게 보고하여 처방에 따릅니다.

* **염화칼륨(KCl)**
  - 투여 직전 용량, 용법, 주입속도 등 2인의 의료인이 정확하게 확인
  - 반드시 희석 후 점적 정주 (단독 정맥주사 금지)
  - 수액 혼합 후 남은 KCl은 즉시 폐기
  - 투약 시 혈관의 개존성을 반드시 확인. 만약 일혈이 발생한다면 괴사를 초래할 수 있으며, 40mEp/L 이상의 농도에서는 국소 동통이나 정맥염이 발생할 수 있음
  - KCl 혼합 수액의 주입속도, 잔여량, 부작용 등 관찰 및 기록

17 욕창을 사정하는 도구를 말해보세요.

가장 많이 쓰이는 도구는 braden scale입니다. 감각 인지, 습기, 활동, 움직임, 영양 상태, 마찰/전단력의 여섯 개의 항목으로 구성되어 있습니다. 9점 이하는 초고위험군, 10점에서 12점은 고위험군, 13점에서 14점은 중위험군, 15점에서 18점은 저위험군으로 분류합니다.

* **욕창의 정의**
  신체의 특정한 부위에 지속적인 압박, 마찰, 전단력에 의해 기저 조직이 손상된 상태

18 욕창 호발 부위를 말해보세요.

골격 부위의 연조직, 피부끼리 맞닿는 부위, 자극 인자에 쉽게 노출되는 부위입니다. 천골, 대전자, 장골능, 좌골조면, 견봉 돌기, 팔꿈치, 늑골, 척추 극상돌기, 무릎, 전면 경골능, 후두골, 발가락 등이 있습니다.

19 욕창을 예방하려면 어떻게 해야 하죠?

피부의 기름기, 피지, 습기, 오염물을 제거하고, 건조하지 않게 유지합니다. 소변이나 대변의 실금은 기저귀 발진이 생기지 않도록 빠르게 씻고 적절한 영양 공급을 합니다. 2시간마다 체위를 변경하고 피부를 강하게 문지르지 않도록 주의합니다. 필요하다면 체위 변경 시 공기 매트리스나 폼 매트리스, 쿠션 등을 사용합니다. 또한, 대상자의 피부를 자주 사정합니다.

* 욕창 고위험군
신경계나 근골격계 질환자(무의식 마비), 부동, 노인(고령), 요/변실금 환자, 만성 질환자(당뇨병), 감각 운동 기능장애, 영양 상태 불량 환자, 고열 환자, 건조하고 피부가 민감한 사람, 의식 수준 저하

20 욕창 단계별 간호를 말해보세요.

· 1단계
  2시간마다 체위 변경을 실행하며, 손상된 부위에 압력이 가해지는 체위를 피합니다. 에어 매트리스나 방석, 쿠션 등을 사용하고, 환부에 맞는 드레싱을 적용합니다.

· 2단계:
  1단계 욕창 간호를 지속하며, 드레싱 교환 시 생리 식염수나 상처 세정제를 멸균 거즈에 적셔 상처를 닦아냅니다. 주위 피부를 건조한 후 환부에 맞는 드레싱을 적용합니다.

· 3, 4단계:
  2단계 욕창 간호를 지속하며, 괴사 조직이 있는 경우 제거합니다.

* 욕창의 단계
1단계 - 뼈 돌출 부위에 형성된 국소적인 비창백성 홍반으로, 눈에 지속해서 보이는 피부 발적.
2단계 - 진피의 부분층 피부 손상으로, 분홍색의 상처 기저부를 가진 얕은 개방 상처.
3단계 - 전층 피부 손상과 피하지방이 드러나 있을 수 있으나 뼈나 인대, 근육은 노출되어 있지 않은 상태. 잠식과 동로가 있을 수 있음.
4단계 - 뼈와 인대, 근육이 노출된 전층 피부 손상.

21 Suction(흡인)의 목적은 무엇인가요?

기도 폐쇄의 원인인 분비물이나 이물질을 제거해서 기도 개방을 유지하는 것입니다. 또 호흡 기능을 증진하고 환기를 도모하며, 진단적 목적으로 분비물을 채취하기 위해서 시행하기도 하고, 분비물 축적으로 인한 감염의 방지를 위해서 시행하기도 합니다.

한걸음더

흡인 시 체위와 흡인 시간을 말해보세요.

반좌위에서 고개는 옆으로 돌린 자세가 좋으며, 1회 흡인 시간은 10에서 15초 이내로 진행합니다. 추가 흡인은 20에서 30초 간격을 두어야 하며, 총 흡인 시간은 5분 이내로 진행합니다.

22 흡인 시 주의사항은 무엇인가요?

정기적인 흡인이 아닌, 필요성을 사정 후 시행해야 합니다. 흡인 시간은 10~15초 미만으로, 총 흡인 시간은 5분 미만으로 합니다. 분비물이 제거될 때까지 3~4회 정도 반복하며, 각 흡인 후 20~30초 정도의 적절한 간격을 유지합니다.

23 관장의 목적은 무엇인가요?

관장은 심한 변비, 검사나 수술 전의 장 준비, 특정 물질의 배출 등을 위해 변 배출이 목적입니다. 약물이나 조영제 주입이나 영양을 공급하기 위해서 시행되기도 합니다.

24 관장의 종류에 관해 설명하세요.

관장의 큰 종류로는 장내 용액 주입으로 장을 팽창시키고 장 점막을 자극해서 연동운동을 일으켜 장 내용물을 배출하는 배출 관장과 체내 칼륨이나 암모니아 등의 농도가 높을 때 약물을 장내에 정체하여 배출을 돕는 정체 관장이 있습니다.

25　L-tube는 어떤 목적으로 삽입하게 되나요?

연하곤란처럼 구강으로 섭취가 적절하지 않거나 불가능할 때 삽입합니다. 영양 섭취의 목적 이외에도 위장관 폐쇄 시에 가스 배출을 위해서 사용하거나 독극물을 마셨을 때 위세척을 위해서도 사용합니다.

---

* 경장영양의 종류
- **비위관(Levin tube, NG tube):** 코로 들어가 위까지 도달
- **구위관:** 입으로 들어가 위까지 도달
- **비장관:** 관을 통해 소장까지 삽입
- **위장루(PEG):** 수술로 위의 개구부를 만들어 장루를 삽입

26　L-tube 삽입 후 위치는 어떻게 확인할 수 있나요?

상복부 검상돌기 아래에 청진기를 대고 주사기로 공기를 5cc 주입하여 기포 소리가 나는지 확인하거나 위 내용물을 흡인하여 확인합니다. 튜브 끝을 물컵 속에 넣어 호기 시 기포가 발생하는지 확인하여 기포가 발생한다면 기도로 삽입된 것이며 흡인의 위험성이 있으니 즉시 제거하도록 합니다. 가장 정확한 방법은 chest x-ray 촬영입니다.

한걸음더

적절한 L-tube의 길이를 어떻게 측정하나요?
코끝에서 귓불까지의 길이와 귓불에서 검상돌기까지의 길이를 더합니다.

27　L-tube 환자의 간호 중재를 말해보세요.

처음 비위관 삽입 시와 간헐적 영양을 시작하기 전에 비위관 튜브의 위치를 확인합니다. 간헐적 영양 시 잔여량을 확인해서 200mL 이상이면 일단 흡인한 뒤 위 내용물을 주입하고, 추가 영양 공급을 보류하면서 공복이 지연되는 이유를 찾고 의사에게 보고합니다. 계속적인 영양을 할 경우 잔여량을 4~6시간마다 확인합니다.

28 덤핑신드롬이 무엇이고, 어떤 간호를 제공해야 하는지 말해보세요.

덤핑신드롬은 보통 위절제술 후 합병증으로, 위에 있던 다량의 음식물이 소장으로 급하게 이동하면서 발생하는 증상입니다. 덤핑신드롬을 예방하기 위해 간호사는 환자에게 식이요법과 생활요법을 교육할 수 있습니다. 한 번에 섭취하는 음식의 양을 줄이고 고단백, 고지방, 저탄수화물, 저수분의 식사를 자주 먹으며, 옆으로 누워 식사하거나 식사 후 누워있도록 합니다. 또 식전 1시간, 식사 중이나 식후 2시간 정도 수분을 섭취하지 않는 방법도 있습니다.

* **덤핑신드롬**
  - **조기 증상**: 식후 30분~1시간. 복부 팽만, 복통, 오심, 구토, 빈맥, 어지러움, 발한 등
  - **후기 증상**: 식은땀, 떨림, 빙빙 도는 느낌, 빈맥, 정신 혼미 등

29 도뇨의 종류와 목적을 설명하세요.

도뇨에는 단순 도뇨와 유치 도뇨가 있습니다. 단순 도뇨는 자연 배뇨가 곤란할 때 배뇨를 돕거나 무균적으로 소변을 검사할 때, 혹은 배뇨 후 잔뇨량을 확인하기 위해 시행하게 됩니다.

유치 도뇨는 장기간 자연 배뇨가 어렵거나 시간당 소변량을 정확히 알아야 하는 경우, 소변으로 인해 수술 부위가 오염될 우려가 있거나, 방광 내 세척 또는 약물을 주입할 때 시행합니다.

30 통증은 어떻게 사정할 수 있나요?

- P(Provocative or Palliative factors): 통증을 유발하거나 완화하는 요인을 사정합니다.
- Q(Quality): 통증이 어떻게 느껴지고 어느 정도로 느껴지는지 사정합니다.
- R(Region and Radiation): 통증이 어느 부위에 있는지, 방사통인지 사정합니다.
- S(Severity): 통증 평가 도구를 사용하여 통증의 강도를 사정합니다.
- T(Timing): 통증이 언제 시작하였는지, 얼마나 되는지 사정합니다.
- U(How is the pain affecting you(U)?): 통증에 대한 기본 질문을 하여 이해 정도를 확인합니다.

31 통증 평가 도구에 대해 말해보세요.

통증에 대한 평가는 의사소통이 가능한 경우 숫자 통증 척도(Numeric Rating Scale, NRS)로, 3세 이상 13세 이하의 소아나 숫자로 통증을 표현하기 어려운 성인 환자는 얼굴 통증 등급 척도(Faces Pain Rating Scale, FPRS)로 평가합니다.

32 수혈의 목적은 무엇인가요?

수혈은 꼭 필요한 경우에만 제한적으로 시행하는데, 부족한 순환 혈액량을 보충하고 혈액의 산소운반 능력을 향상하도록 합니다. 혈액응고 인자를 보충하고 혈액의 결핍 성분을 보충하기 위하여 시행합니다.

33 수혈의 종류를 말해보세요.

수혈의 종류는 전혈(Whole blood), 농축 적혈구(P-RBC), 농축 혈소판(PC), 혈소판 농축액(PP), 신선 동결 혈장(FFP)이 있습니다.

* 수혈의 종류

제제명	적응증	용량(ml)	보존온도	유효기간	주입시간	기대효과
전혈 (whole blood)	산소 운반 능력과 혈액량 보충이 동시에 요구되는 대량출혈	320, 400	1~6°C 냉장	채혈일부터 35일	2~3hr	Hb 1g/dl ↑ Hct 3~5% ↑
농축적혈구 (packed red blood cell)	빈혈을 교정하여 산소 운반 능력을 향상	200, 250	1~6°C 냉장	채혈일부터 35일	1.5~3hr	Hb 1g/dl ↑
농축혈소판 (platelet concentrate)	혈소판 감소증, 혈소판 기능장애 시 출혈 예방	40~50	20~24°C 실온	제조일부터 120시간 (수평연속진탕)	10min full drop	5000mm^3 ↑
혈소판농축액 (platelet pheresis)	혈소판 감소증, 혈소판 기능장애 시 출혈 예방	200~250	20~24°C	제조일부터 120시간	30min~1hr	PC 8unit 과 동일
신선동결혈장 (fresh frozen plasma)	응고인자 부족으로 인한 출혈예방	130~160	-18°C	제조 후 1년	1~2hr	응고인자의 2~10%단축
			1~6°C 냉장	해동 후 3시간		

34 수혈 부작용은 무엇이 있고, 어떻게 처치해야 하는지 말해보세요.

수혈 부작용으로는 오한, 발열, 두통, 핍뇨, 호흡곤란, 청색증, 흉통, 빈맥, 저혈압 등이 있습니다. 수혈 후 10분간은 환자를 자세히 관찰하고, 증상이 있다면 바로 수혈을 중단합니다. 환자의 증상과 활력 징후를 의사에게 알리고 처방에 따릅니다.

한걸음더

수혈을 위해 준비해서 환자에게 갔는데 환자 혈액형과 수혈받을 피의 혈액형이 다른 걸 알았을 때 어떻게 할 건가요?

먼저 환자에게 혈액형을 물어보고 전산에서 혈액형을 확인합니다. 그리고 환자의 혈액형 검사를 다시 시행하여 환자의 혈액형과 다르다면 혈액은행에 알립니다. 안전사고 재발을 막기 위해 관리자에게 알리고 원내 안전사고 보고 시스템에 보고합니다.

35 기관절개관 간호를 말해보세요.

기관절개관 삽관 부위는 매일 멸균 클로르헥시딘 볼로 소독하고 절개구 주변 피부 상태를 관찰합니다. 가래가 많은 환자는 기관 내 흡인의 횟수를 늘리고 기관절개구 부위에 거즈를 적용하고 자주 교환하여 건조 상태 유지하고 피부를 보호합니다.

* **기관절개관**
  - 기관에 인공적인 개구부를 만들어 이 개구 부위로 삽입된 관으로, 기관 내관을 대치하고 기계적인 환기를 제공하기 위해 이용
  - 간호 목적: 기관절개관의 폐쇄 방지, 기관절개관 청결 및 피부 보호, 기관절개관 주위 감염 방지

한걸음더

기관절개관이 빠진 환자가 있다면 어떻게 할 건가요?

산소포화도 및 환자 상태를 사정하고 필요 시 흡인을 합니다. 또한, 반좌위를 취해준 후 바로 담당 의사에게 보고합니다. 환자에게 증상이 없다면 기관절개구에 멸균 처리된 겸자를 사용하여 구멍이 폐쇄되지 않도록 넓혀주고, 증상이 있다면 기관절개구를 멸균 거즈로 막은 후 ambubag으로 산소를 제공합니다.

36 수술 전 간호를 말해보세요.

환자에게 수술 전, 후 처치와 수술에 대해 설명하고 수술 전 동의서와 검사를 확인하며, 수술 부위 피부를 준비합니다. 수술 전 금식을 교육하고, IV를 삽입해 수술 전 처방받은 약물을 투여합니다. 필요한 경우 관장, 유치 도뇨관 등을 삽입합니다.

37 수술 후 간호를 말해보세요.

환자 상태 및 활력 징후를 사정하고, 적절한 체위를 유지하며 심호흡 및 기침을 교육합니다. 통증을 사정하고 처방된 진통제를 투여합니다. 수술 부위의 출혈 및 배액관의 상태를 사정합니다. 가스 배출 여부 및 장의 연동운동을 사정합니다. 처방에 따라 금식을 시행하고, 정맥으로 수액을 공급합니다. 섭취량과 배설량을 확인하고, 도뇨관이 삽입된 상태라면 도뇨관 간호를 시행합니다. 조기 이상을 시행하고 혈전 예방 압박스타킹을 착용합니다.

38 MRI 검사 전 주의사항을 말해보세요.

먼저 환자에게 검사 목적과 과정 등을 설명한 후 동의서를 확인합니다. 조영제나 진정제를 사용하는지 처방 및 동의서를 함께 확인합니다. 환자에게 금속성 물품을 소지하였거나 체내에 금속 물질이 있는지, 폐쇄 공포증 등이 있는지 사정합니다.

39 장루 환자 관리

장루의 크기, 색깔, 주변 피부의 상태를 확인하고, 배설물의 양상을 확인합니다. 장루 크기에 맞춰 피부 보호판을 주변부에 붙이고 주머니를 부착하고, 주머니 안의 배설물이 절반 혹은 3분의 1 정도 차거나 가스로 부풀어 있다면 주머니의 클립을 풀어서 비워줍니다.

---

* **장루**
  - **목적:** 항문으로 정상적인 배변이 어려울 때 배변 통로를 변경시켜 대변을 직장이 아닌 다른 경로를 통해 배출함
  - **적응증:** 직장암, 항문암, 소장이나 대장의 양성종양, 크론병, 장폐쇄, 이외 수술 후 필요한 경우

40 의식 수준에 대해 설명해보세요.

의식 수준은 6단계로 구분할 수 있습니다.

첫 번째 명료는 정상적 의식 상태로, 지남력이 완벽하고, 자발적으로 눈을 뜨고 명령에 적절한 반응을 하는 상태입니다. 두 번째 기면은 졸린 듯한 상태로, 지남력이 있고 질문에 대해 대답을 하지만 반응이 느린 상태입니다. 세 번째 혼동은 매우 불안정한 상태로, 의식도 있고 의사소통도 되지만 욕을 하거나 폭력을 행사하는 등 협조가 되지 않는 상태입니다. 네 번째 혼미는 자발적인 운동 존재하고 계속적이고 강한 외부 자극에 반응하는 상태로, 통증 자극에 반응하면서 피하려는 반응을 보이는 상태입니다. 다섯 번째 반혼수는 자발적인 운동이 거의 없고 강한 자극에 약간 반응하는 상태입니다. 통증 자극에 대해 반사적인 굴곡 또는 신전 반응을 하는 상태입니다. 마지막 혼수는 완전 무의식 상태를 말합니다.

* 의식 수준

	E : 눈뜨기 반응 (eye opening)
4	자발적 눈 뜨기(Eyes Opening Spontaneously) → 스스로 눈을 잘 뜨는 상태
3	불러서 눈 뜨기(Eyes Opening Verbal Command) → 부르면 눈을 뜸
2	통증자극에 눈 뜨기(Eyes Opening To Pain) → 통증을 주면 눈을 뜨는 것
1	반응 없음 (No Eye Opening) → 어떤 자극에도 눈을 뜨지 못함
	V : 언어 반응 (Verbal response)
5	적절하고 지남력 있음(Oriented) → 지남력 있고, 의사소통 가능
4	혼돈된 대화(Confused) → 문장으로 말하나 의사소통이 되지 않음
3	부적절하고 혼돈된 단어(Inappropriate) → 단어만 표현함. 문장으로 의사소통이 되지 않음
2	이해할 수 없는 소리(Incomprehensive) → 이해할 수 없는 소리, 신음소리만 내는 상태
1	무응답(No Verbal Response) → 소리를 내지 않음
	M : 운동 반응 (motor response)
6	명령에 따른다(Obey Commands) → 시키는 것에 대해서 정확하게 시행
5	통증 자극을 물리침(Localizing Pain) → 통증 부위 인지, 자극 제거 위해 노력(손을 쳐냄)
4	통증 자극을 피함(Withdrawal From Pain) → 통증 자극에 도피성 반응 보임(손을 피하기만 함)
3	통증에 이상 굴곡 반응(Flexion To Pain) → 통증 줬을 때 팔꿈치나 무릎이 구부려질 때
2	통증에 이상 신전 반응(Extension To Pain) → 통증 줬을 때 손발의 신전반응만 있을 때
1	무반응(No Motor Response) → 반응이 전혀 없음

41 객혈과 토혈의 차이점은 무엇인가요?

객혈은 기관이나 기관지, 폐실질에서 기원하며, 기침을 동반하고 거품과 선홍색을 띱니다. 상기도나 기관지 출혈, 기관지염, 기관지 확장증, 폐렴, 결핵 등에서 발생합니다. 토혈은 식도나 위, 십이지장 상부에서 출혈이 발생하여 생기며, 구토를 동반하고 검붉은색을 띱니다.

42 환자가 경련할 때 간호를 말해보세요.

편평한 곳에 눕혀 기도를 확보하고 측위나 고개를 옆으로 돌려 이물질이 흡입되지 않도록 합니다. 혀를 깨물지 않도록 설압자나 부드러운 천을 물게 합니다. 외상을 입지 않도록 주변 물건을 제거하고 환자의 옷을 느슨하게 합니다. 활력 징후를 측정하고 의사에게 보고합니다. 처방에 따라 항경련제를 투여하고, 필요하면 처방된 산소를 공급합니다. 경련 후의 반응, 지속시간, 양상 등을 관찰하고 기록합니다.

43 chest tube의 목적은 무엇인가요?

흉관은 흉막강 안에 고인 공기 혹은 혈액, 삼출액을 배출하고 흉강 내 압력을 정상화해 폐포 재팽창 및 폐의 기능을 원활하게 하도록 사용합니다.

44 chest tube 삽입 환자는 어떻게 간호하나요?

흉관 삽입부는 멸균 폐쇄성 거즈 드레싱을 적용하며, 환자에게 심호흡과 기침을 격려합니다. 배액 장치를 흉곽 아래로 유지하고, 배액량이 많아지거나 배액 양상이 변화하면 의사에게 보고합니다. 흡인 조절병과 밀봉배액병에 멸균증류수를 적절하게 채우고 흉관배액관의 oscillation, air leakage를 확인합니다. 관이 꼬이거나 구부러지는 등 압력이 가해지는 것을 피하고, 자주 호흡음을 청진하고 호흡기계를 사정합니다. 환자가 이동할 때도 흉관은 잠그지 않습니다.

한걸음더

환자의 Chest tube가 빠졌을 때 어떻게 해야 하나요?

즉시 손이나 거즈 등으로 압력을 가해 공기가 가슴 안으로 들어가는 것을 막습니다. 다른 사람의 도움을 청하여 반창고 등으로 흉관 삽관 부위를 밀봉하고 담당의에게 알립니다.

45 협심증과 심근경색의 차이를 말해보세요.

협심증은 관상동맥의 협착으로 심근의 허혈과 흉통이 발생하는 상태입니다. 쥐어짜는 듯한 통증은 심장을 중심으로 가슴 중앙, 왼쪽 어깨, 팔, 턱과 목으로 방사됩니다. 통증 지속시간은 5분에서 10분 미만이며, 휴식하거나 NTG 투여로 통증이 완화됩니다.

심근경색은 관상동맥의 폐쇄로 인하여 심근이 괴사하는 상태입니다. 협심증보다 더 넓고 강한 흉통을 느끼며, 30분 이상 지속합니다. 휴식이나 nitroglycerin으로 완화되지 않고 마약성 진통제를 투여해야 완화됩니다.

* NTG 복용 방법
- **설하정**: 한 알을 혀 밑에 넣고 녹인다.
- **스프레이**: 입 안에 분사한 후 입을 다물고 10초 정도 후 삼킨다.

한걸음더

협심증이 있을 때 NTG를 먹는 이유는 무엇인가요?

협심증은 관상동맥이 협착되어 흉통이 발생합니다. nitroglycerin은 혈장 확장으로 심장에 혈액을 공급합니다. 이로 인하여 협심증 증상이 완화할 수 있습니다.

46 당뇨 환자의 발은 어떻게 관리해야 하나요?

금연하도록 교육합니다. 발을 매일 관찰하고 상처가 나지 않도록 하며 건조하지 않도록 관리합니다. 발이 다치지 않도록 맨발로 다니지 않게 하고, 꽉 조이지 않는 잘 맞는 신발을 신습니다. 티눈이나 굳은살이 있을 땐 스스로 제거하지 않고 의사와 상의하도록 합니다.

* 당뇨
- 인슐린의 분비량이 부족하거나 정상적인 기능이 이루어지지 않는 등의 대사질환의 일종. 혈중 포도당의 농도가 높아지는 고혈당이 특징. 고혈당으로 인하여 여러 증상 및 징후를 일으키고 소변에서 포도당을 배출.
- **1형 당뇨**: 어린이나 20세 미만에서 많이 발생. 췌장 베타세포 파괴에 의한 인슐린 결핍으로, 인슐린을 전혀 생산하지 못하여 인슐린 투여 필요.
- **2형 당뇨**: 흔히 40대 이후 발생. 인슐린이 부족하거나 제 기능을 하지 못하여 발생.

47 인슐린을 맞는 환자 간호를 설명해보세요.

인슐린 사용 전 중간형이나 혼합형이라면 손바닥에 놓고 부드럽게 굴려 인슐린이 잘 섞이도록 합니다. 복부, 상완부 외측, 대퇴 상완부 외측, 둔부 등에 주사하며, 처방에 따라 TPN이나 수액에 섞어 IV로 주입하기도 합니다. 주사 부위를 기록하여 매번 다른 부위에 주사할 수 있도록 하고, 투여 후 저혈당 증상이 나타나는지 관찰합니다.

한걸음더

인슐린 주사 후 왜 문지르면 안 되나요?
문지르는 횟수나 강도가 다르므로 일정하게 흡수되지 않을 수 있고, 문지르며 흡수가 촉진되어 저혈당을 유발하기 때문입니다.

처음 인슐린을 자가 투여하는 환자를 교육해보세요.
개봉하지 않은 인슐린은 냉동 보관, 개봉한 인슐린은 실온에서 한 달 이내로 사용해야 합니다. 복부에 손가락 1마디 간격으로 주사 부위를 바꾸어가며 주사하고 투약 후에는 문지르지 않아야 합니다. 바늘은 재사용하지 않고 사용 후 바로 제거합니다.

48 저혈당 증상은 어떤 것이 있나요?

저혈당의 증상으로는 배고픔, 불안, 흥분, 떨림, 두통, 어지러움, 두근거림, 식은땀 등이 있으며 심하면 경련과 의식 소실, 실신 등이 나타납니다.

* 정상 혈당 기준

	공복	식후 2시간
정상	100mg/dL 미만	140mg/dL 미만
공복혈당장애	100~125mg/dL	200mg/dL 미만
내당능장애	126mg/dL 미만	140~199mg/dL
당뇨	126mg/dL 이상	200mg/dL 이상

한걸음더

환자가 저혈당 증상을 보일 때 어떻게 대처할 건가요?

의식이 있는 환자는 경구로 오렌지 주스나 청량음료 120cc 혹은 사탕 등 10mg에 해당하는 당을 섭취하도록 합니다. 의식이 없는 환자는 50% glucose 50cc에서 100cc를 적용합니다. 혹은 글루카곤을 근육주사 합니다.

49 CPR의 목적

심박동과 호흡이 멈춘 사람에게 인공적으로 호흡을 불어넣고 흉부를 압박하여 전신 순환과 호흡이 회복되고 뇌와 심장의 기능이 유지되도록 시행합니다.

50 CPR의 ABCD가 무엇을 의미하는지 아나요?

CPR의 순서로, 이전엔 ABCD 순으로 진행하였으나 현재는 CABD로 진행합니다. C는 CPR로 심폐소생술을 말하고, A는 airway로 기도확보, B는 breathing check로 호흡 여부 확인을 말합니다. 마지막 D는 defibrillator로 제세동기를 말합니다.

한걸음더

길을 가다가 사람이 쓰러진 것을 발견했습니다. 무엇을 할 것인가요?
환자의 반응을 확인하고 119에 직접 신고하거나 주변에 119 신고와 AED를 요청합니다.
호흡 및 경동맥 맥박을 확인하고 호흡이 없거나 비정상 호흡일 경우 가슴 압박을 시행합니다.

제세동기 사용 순서를 말해보세요.
제세동기의 전원을 켜고, 두 개의 패드를 부착합니다. 환자와 접촉하지 않도록 하여 심장 리듬 분석 및 제세동을 시행하고, 제세동이 끝난 후 즉시 심폐소생술을 다시 시행합니다.

제세동기 사용 시 EKG 부착 부위를 말해보세요.
apex paddle은 왼쪽 가슴 아래, sternum paddle은 환자의 가슴 오른쪽 상단에 부착합니다.

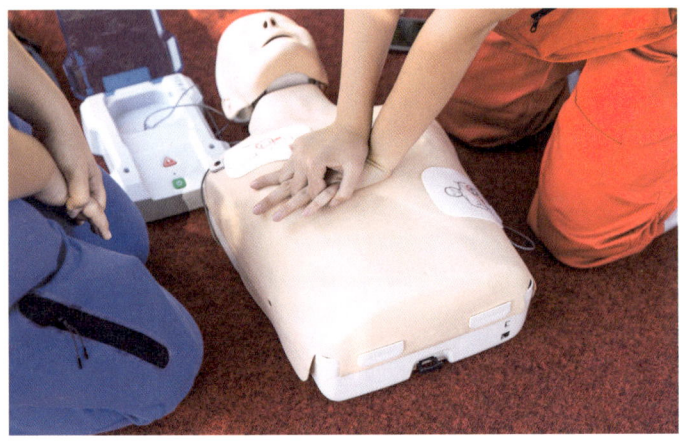

제세동 할 때 젤을 바르는 이유는 무엇인가요?
피부가 화상을 입는 것을 방지하고, 전기 자극이 충분하게 전달되기 위해서입니다.

02 인성 면접 최다 빈출 50문항

직무적합성

01 자기소개를 해 보세요.

안녕하세요, 환자들의 눈높이에 맞춰 쉽게 설명할 줄 아는 간호사를 꿈꾸는 ○○○입니다. 병원에 가면 어려운 의학용어를 자주 사용하게 됩니다. 하지만 어려운 의학용어로 설명하면 의료인이 아닌 환자들은 제대로 이해할 수 없습니다. 실습을 할 때 환자와 보호자에게 간호 처치에 관한 설명을 할 때면 항상 이 점을 고려해 조금 더 이해하기 쉽게 설명하기 위해 노력했습니다. 그 덕분에 환자분들에게 "참 설명을 잘하는 간호 학생이네."라고 칭찬을 듣기도 했습니다. 이러한 작은 부분 하나까지 환자분들의 눈높이에 맞춰 설명하고 더 편하게 다가갈 수 있는 ○○병원의 간호사가 되겠습니다. 감사합니다.

지원자가 어떤 사람인지를 파악하기 위한 목적의 질문으로 면접자 대부분이 면접장에서 가장 처음 듣는 질문이다. 보통 1분 자기소개를 하는 게 일반적이지만, 병원에 따라 30초 혹은 1분 이상의 시간을 주는 경우도 있어 짧은 버전과 긴 버전을 따로 준비해 두는 게 좋다. 첫 질문에 대한 답변인 만큼 실수 없이 준비하도록 하자.

02 지원 동기를 말해 보세요.

ㅇㅇ병원에서는 불우한 이웃에 대한 무상진료를 통해 매년 나눔 정신을 실천하고 있습니다. 저는 평소 나눔과 봉사에 많은 관심을 가지고 있고 4년간 꾸준히 200여 시간의 봉사를 몸소 실천해 왔습니다. '우리 사회의 불우한 이웃을 돕는다'라는 ㅇㅇ병원의 이념은 저로 하여금 꼭 일해 보고 싶은 병원, 배울 것이 많고 나를 성장시킬 수 있는 병원이라는 확신을 갖게 해 주었습니다. 이러한 마음가짐을 바탕으로 선진 의료 체계를 기반으로 전인적인 간호를 수행할 수 있는 곳이 ㅇㅇ병원이라고 믿어 의심치 않고 지원하게 되었습니다.

지원 동기는 대부분의 자기소개서 항목에도 있을 만큼 매우 중요하다. 수많은 병원 중 내가 왜 이 병원에 가고 싶은지 이유를 명확하게 제시하는 것이 답변의 핵심이다. 병원 분석 단계에서 수집한 정보를 이용하거나 병원에 대한 직간접적인 경험을 활용해 지원 동기를 어필하는 것이 일반적이다.

03 본인의 장단점에 대해 말해 보세요.

저는 평소 어떤 일을 할 때 우선순위를 정해 계획적으로 일을 처리하는 습관이 있습니다. 대학 생활을 하며 학과 생활 이외에 다양한 대외활동과 봉사활동을 할 수 있었던 것도 모두 계획을 통해 효과적으로 시간을 활용한 덕분이라고 생각합니다. 이러한 습관은 간호사로 일하게 됐을 때도 일을 누락 없이 정확하고 효율적으로 수행할 수 있는 좋은 밑거름이 될 것입니다. 단점은 너무 계획적으로 행동하다 보니 유동적이지 못하게 되는 경우가 종종 발생합니다. 그런 경우에는 다시 한번 지금의 상황에 맞춰 유연하게 사고하고 행동할 수 있도록 노력하고 있습니다.

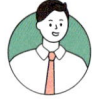

자주 출제되는 단골 질문 중 하나이다. 자신이 가진 다양한 장점 중 간호사의 직무에 가장 도움이 되는 강점을 선택하는 게 좋다. 우리는 간호사라는 직무에 지원한다는 걸 항상 잊지 말자. 단점으로는 간호사에게 치명적이지 않은 것을 선택하고 꼭 이를 극복 및 보완하기 위한 방안을 함께 제시해야 한다. 궁극적으로 단점을 보완하여 단점마저 장점으로 승화하는 방향으로 풀어가는 것이 가장 좋다.

04 평소 주변 사람이 보는 내 이미지는 어떤가요?

주변 사람들로부터 '꼼꼼하고 섬세하다'라는 말을 자주 들어왔습니다. 저는 작은 부분 하나에도 세심하게 관심을 가지고 쉽게 넘기지 않습니다. 교수님의 강의를 들을 때도 작은 부분까지 놓치지 않고 꼼꼼하게 노트를 정리하여 좋은 성적을 유지할 수 있었습니다. 이러한 세심하고 꼼꼼한 성격은 간호사가 되어 대상자의 작은 변화도 놓치지 않고 효과적으로 대응할 수 있는 간호를 수행하는 데 많은 도움이 될 것입니다.

평소 타인에 의해 평가되는 지원자의 이미지 및 성향을 알아보기 위한 질문이다. 직무적으로 강점이 될 수 있는 자신의 성격이나 특성을 근거가 되는 사례와 함께 스토리텔링하는 것이 가장 이상적이다.

05 평소에 어떻게 스트레스를 관리하고 있나요?

저는 긍정적이어서 스트레스를 잘 받지 않는 편이지만, 고민이나 걱정거리가 있을 때는 좋아하는 요리를 하며 생각하는 시간을 가집니다. 재료를 다듬고 요리에 집중하다 보면 한결 기분이 좋아집니다. 또한 이렇게 만든 요리를 다른 사람들과 나눠 먹으며 이야기하다 보면 쌓였던 스트레스가 말끔히 해소됩니다. 입사 후에도 저만의 스트레스 관리법을 통해 신체뿐만 아니라 정신적으로도 건강한 간호사가 되겠습니다.

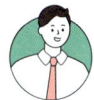
간호사는 상대적으로 스트레스 지수가 높은 직업이다. 그래서 스트레스를 어떻게 관리하는지는 퇴사나 이직에 직접적으로 깊은 관련이 있을 수밖에 없다. 음악 감상, 운동, 요리, 독서, 명상 등 자신만의 건강한 스트레스 관리법을 통해 회복탄력성이 높은 사람이라는 것을 어필하도록 하자.

06 취미나 특기가 있나요?

저의 취미는 조깅입니다. 하루의 마무리로 매일 집 근처 산책로를 달리고 있습니다. 시원하게 땀을 흘리고 나면 하루 동안 있었던 복잡한 생각을 정리할 수 있습니다. 또한 꾸준히 운동을 하며 체력이 늘어 더 많은 에너지를 바탕으로 하고 싶은 일에 집중할 수 있게 됐습니다. 이러한 건강한 취미를 통해 더욱 질 높은 간호를 제공하는 ○○병원의 간호사가 되겠습니다.

가장 이상적인 상황은 취미와 특기를 통해 스트레스 해소, 체력관리, 자기 계발 등 직무적으로 도움이 되는 방향으로 풀어나가는 것이다. 어학 능력이 뛰어난 것도 특기가 될 수 있다. 이런 경우, 면접에서 실제로 시켜 볼 수 있으므로 기본적인 질문에 대해 답변을 준비하는 것이 좋다.

07 자신을 한 단어로 표현한다면? 그 이유는?

저 자신을 한 단어로 표현하자면 '긍정왕'이라고 표현하고 싶습니다. 평소 매사에 긍정적으로 생각하여 주변에서 저에게 붙여준 별명이기도 합니다. 힘들거나 어려운 상황에서도 항상 긍정적인 측면으로 문제 상황을 풀어가기 위해 노력합니다. 긍정의 힘을 믿고 생활을 하니 매사에 감사할 수 있고 일상에서의 스트레스도 거의 받지 않는 편입니다. 항상 긍정 마인드로 밝은 웃음을 잃지 않는 간호사가 되겠습니다.

지원자의 성향과 특징을 파악해 직무에 적합한지를 알아보기 위한 목적의 질문이다. 자신의 특성을 대표할 수 있는 수식어 혹은 키워드를 선택하고 주장을 뒷받침할 수 있는 사례를 제시해야 신뢰감과 전달력 있는 답변이 될 수 있다.

08 가장 존경하는 사람 혹은 롤모델이 있다면?

제가 가장 존경하는 롤모델은 저의 아버지입니다. 그 이유는 현재까지 30년 이상 한 직장에서 성실하게 자신의 일을 묵묵하게 하시고 계시기 때문입니다. 저 또한 한 분야에 오랫동안 몸담으며 아버지처럼 깊이 있는 지식과 실력을 갖춘 전문가가 되고 싶습니다. 아버지를 본받아 한 직장에서 꾸준히 임상 경력을 쌓아 특정 분야의 전문간호사가 되고 싶습니다.

지원자가 어떤 사람 혹은 간호사가 되고 싶은지를 물어보는 질문이다. 가족이나 위인 등 어떤 인물을 롤모델로 정해도 상관없다. 다만, 그 롤모델을 통해 어떤 점을 배우고 싶고, 어떤 사람이 되고 싶은지를 직무적으로 연결 짓는 것이 핵심이다. 직업적인 목표 혹은 인생의 목표로서 롤모델을 선택하고 이를 미래의 성장과 발전의 기준으로 풀어가는 것이 가장 이상적이다.

09 단체생활에서 자신을 희생했다고 생각한 경험이 있다면?

모두가 하기 싫어하는 실습 팀장에 자원한 적이 있습니다. 핵심술기 평가를 팀별로 나눠 연습하며 팀장을 선출해야 했습니다. 팀장은 가장 먼저 실습실에 와서 불을 켜고 실습 물품을 준비하고, 실습이 끝나면 가장 마지막에 남아 물품 정리를 하고 마무리하는 역할을 맡았습니다. 모두가 하기 싫어하는 눈치였지만, 누군가는 꼭 해야 하는 일이었기 때문에 팀장에 자원하게 됐습니다. 팀장을 했던 덕분에 더 부지런해질 수 있었고, 그 결과 실습 평가에서도 좋은 성적을 받을 수 있었습니다.

단체생활에 있어 지원자의 조직적합성을 파악하기 위한 목적의 질문이다. 간호사는 병원에서 동료 간호사뿐만 아니라 다양한 직군의 사람들과 협업하며 일한다. 그래서 조직의 일원으로서 개인이 아닌 전체를 중요시하는 마음가짐은 필수적이다.

10 살면서 팀워크를 발휘해 본 경험이 있나요?

아무리 개인의 역량이 뛰어나다 할지라도 혼자서 이룰 수 있는 일에는 한계가 있다고 생각합니다. 조별 과제 발표를 위해 방대한 양의 자료를 조사하고 정리해야 했습니다. 시험 기간이 겹쳐 조원 모두가 많은 시간을 할애할 수 없던 상황이었지만, 각자 잘할 수 있는 업무를 나눠 효율적으로 협업한 덕분에 무사히 발표를 마칠 수 있었습니다. 여러 동료와 함께 팀워크를 발휘하여 시너지효과를 낼 수 있는 ○○병원의 간호사가 되겠습니다.

팀워크를 발휘한 경험을 통해 협업 능력이 뛰어난 지원자라는 점을 어필하는 것이 핵심이다. 단체 활동에서 팀워크를 통해 어떤 변화 및 성과가 있었고, 이를 앞으로 어떻게 적용할 것인지에 대해 구체적으로 직무와 연결 지어 답변하도록 하자.

11 인생의 좌우명이 있다면?

제 인생의 좌우명은 '어제보다 더 나은 내가 되자'는 것입니다. 사람이라면 누구나 실수를 할 수 있고 부족한 부분도 있기 마련입니다. 하지만 같은 실수를 반복하거나 부족한 부분을 보완하려 하지 않으면 더 발전할 수 없다고 생각합니다. 그래서 저는 실수를 하면 반드시 원인을 분석하여 같은 실수를 반복하지 않기 위해 노력합니다. 간호사로 일하면서도 어제보다 더 나은 간호를 제공할 수 있도록 하루하루 발전해 나가겠습니다.

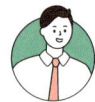

지원자의 인생관 및 성향을 알아보기 위한 목적의 질문이다. 인생의 좌우명을 통해 지원자가 어떤 생각을 가진 사람이고 어떤 가치관을 가지고 살아가는지를 유추할 수 있기 때문이다. 많은 좌우명이 있겠지만 의사소통 능력, 원만한 인간관계 유지, 미래지향적으로 발전하고자 하는 성향 등 직무적으로 도움이 될 수 있는 방향으로 답변을 풀어가는 것이 가장 이상적이다.

12   평소 체력관리는 어떻게 하고 있나요?

매주 3회 이상 아침 수영을 다니며 체력관리를 하고 있습니다. 처음 수영을 배울 때는 체력적으로 달려 많은 어려움을 느꼈지만, 지금은 쉬지 않고 여러 번 레일을 왕복할 정도로 체력이 좋아졌습니다. 이러한 강한 체력을 바탕으로 근무환경에 빠르게 적응하고 높은 수준의 간호를 제공하기 위해 노력하겠습니다.

간호사는 기본적으로 교대 근무를 하며 업무 강도가 높은 편이기 때문에 체력관리가 필수적이다. 회복탄력성을 결정짓는 중요한 요소 중 하나인 체력관리는 면접에서 단골 질문으로 등장한다. 체력이 뒷받침되지 않는다면 아무리 열정과 의지가 뛰어나도 병원에 오래 다니지 못할 것이다. 그래서 꾸준한 체력관리로 준비된 지원자라는 이미지를 심어줄 수 있어야 한다.

13   대학 생활에서 가장 기억에 남는 일이나 아쉬운 점이 있다면?

힘들게 노력한 만큼 좋은 성적이 나왔던 순간이 가장 기억에 남습니다. 지금의 간호학과에 합격했을 때 저는 추가 합격으로 가장 마지막에 등록한 합격자였습니다. 남들보다 조금 뒤에서 시작하게 됐지만, 이에 굴하지 않고 누구보다 최선을 다하고자 마음먹었습니다. 학습 플래너를 이용해 낭비되는 시간이 없도록 1분 1초를 효율적으로 사용했고, 매 수업에 대해 철저한 예습과 복습을 했습니다. 그 결과 전체 1등이라는 값진 결실을 얻을 수 있었습니다. 현재의 상황에 안주하거나 포기하지 않고, 최선의 결과를 만들어낼 줄 아는 간호사가 되겠습니다.

지원자의 성향 및 역량 등 직무적합성을 파악하기 위한 질문이다. 가능하면 아쉬운 점을 언급하기보다는 기억에 남는 일을 어필하는 것이 좋다. 내가 가진 역량을 사례에 녹여 직무적으로 어필하는 것이 가장 핵심이다. 실습 경험과 같이 직접적으로 직무와 연결되는 사례를 활용하는 것도 좋은 방법이 될 수 있다.

14 여러분을 뽑아야 하는 이유를 말해 보세요.

저는 준비된 사람이라고 생각합니다. 4년간의 대학 생활에서 다양한 활동을 하고 많은 사람을 만나며 원만한 인간관계를 기반으로 함께하는 팀워크에 대해 배울 수 있었습니다. 또한 학업에 충실히 임하며 적극적으로 배움의 자세를 가지고 스스로를 발전시키기 위해 노력해 학업 우수상을 받기도 했습니다. 앞으로도 ㅇㅇ병원의 간호사가 되어 꾸준히 함께 성장하고 발전함으로 ㅇㅇ병원을 빛내 보고 싶습니다.

내가 뽑혀야 하는 이유를 대놓고 말하라고 하니 지원자의 입장에서는 다소 부담스러운 질문일 수밖에 없다. 너무 어렵게 생각할 필요 없다. 병원의 입장에서 생각해 보면 어떤 방향으로 답변해야 할지가 명확해진다. 병원을 위해 내가 얼마나 준비된 사람이고 또 어떤 도움을 줄 수 있는지를 내 강점과 역량을 중심으로 어필하면 된다. 주의할 점은 단순히 나열식으로만 역량을 열거하기보다는 짧게라도 주장을 뒷받침할 수 있는 사례를 근거로 넣어 줘야 신뢰감 있는 답변이 될 수 있다.

15 실습 중 가장 기억에 남는 일이 있다면?

외과 병동에서 실습하면서 골절로 수술하셨던 한 할아버지가 가장 기억에 남습니다. 학생 간호사로서 2주간 혈압과 혈당을 재며 친근하게 말동무를 해드렸고, 할아버지 곁에서 병간호를 하며 걱정하는 할머니에게는 따뜻한 위로의 말로 정서적 지지를 제공해 드렸습니다. 실습 마지막 날 저의 두 손을 잡고 "손자처럼 친근하게 대해줘서 고마워."라고 말씀해 주셨습니다. 그 순간이 저에게는 실습 중 가장 가슴 뭉클하고 기억에 남는 순간이었습니다. 앞으로도 신체적인 간호뿐만 아니라 정서적인 간호까지 제공할 수 있는 간호사가 되겠습니다.

가장 기억에 남는 실습 경험을 통해 지원자의 성향 및 직무적합성을 파악하기 위한 목적의 질문이다. 병원 실습은 직무와 가장 직접적으로 연결되는 경험이다. 실습 중 겪은 경험을 자신의 강점과 연결 지어 스토리텔링을 통해 어필하는 것이 가장 이상적이다. 가장 기억에 남는 일이라 해도 부정적인 경험에 대한 언급은 피하는 게 좋다.

16 학업 이외에 어떤 활동을 했나요?

대학 생활 4년간 봉사동아리에서 활동하며 주말마다 양로원으로 봉사를 다녔습니다. 단순히 누군가를 돕는 게 좋아 시작했던 봉사를 통해 나눔의 기쁨을 느끼고 많은 것을 배울 수 있었습니다. 또한 봉사활동을 기획하고 실천하며 다양한 사람과 함께 소통하며 협업하는 능력도 기를 수 있었습니다. 이러한 경험은 간호사가 되었을 때도 여러 직군의 사람과 함께 소통하며 팀워크를 이뤄나가는 데 좋은 밑거름이 될 것입니다.

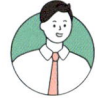

학업 이외 활동을 통해 지원자의 역량 및 성향을 알아볼 수 있다. 대표적인 대내외 활동으로는 봉사활동, 서포터즈 활동, 공모전, 동아리 등이 있다. 단순히 어떤 활동을 했다는 사실을 나열하는 것에서 끝내지 말고, 그 활동을 통해 느낀 점과 변화된 점을 어필하고 직무적으로 연결 지어야 한다. 이를 통해 나눔과 배려, 협업 및 팀워크, 문제해결 능력, 의사소통 능력, 성실함 등 다양한 역량을 어필하는 것이 가능하다.

17. 휴학을 하셨는데, 휴학한 이유는 무엇이고 휴학 기간엔 무엇을 했나요?

간호학과에 다니며 저에게 휴식이 필요하다고 생각했습니다. 하지만 휴학하는 동안 단순히 쉬는 게 아닌, 더 많은 경험을 통해 성장하고자 노력했습니다. 해외연수를 통해 부족했던 어학 능력을 향상시켰고, 다양한 문화의 사람과 어울리며 더 넓은 시야를 가질 수 있었습니다. 앞으로도 이러한 배움의 자세를 가지고 항상 성장하고 발전하는 간호사가 되겠습니다.

간호학과에서 휴학한 경우, 높은 확률로 해당 질문을 받을 수 있으니 미리 대비가 필요하다. 휴학 자체가 마이너스적인 요소는 아니지만, 휴학 기간을 의미 없이 보냈다면 결코 좋게만 볼 수는 없을 것이다. 휴학 기간에 어떤 경험을 했고, 그 경험을 통해 무엇을 느꼈으며, 그 결과 변화된 점을 구체적인 사례를 통해 스토리텔링하자. 휴학 기간의 경험을 직무적으로 도움이 되는 방향으로 연결 짓는 것이 답변의 핵심이다.

18. 신규로 간호사 생활한다면 어떤 점이 가장 힘들 것 같나요? 또 그 점을 어떻게 극복할 생각인가요?

먼저 취업한 선배들의 이야기를 들어보면 업무적인 스트레스보다는 함께 일하는 동료 및 의료진과의 인간관계에서 더 힘들어한다는 것을 느꼈습니다. 저는 대학 생활 동안 다양한 대외활동을 하며 원만한 인간관계를 형성하고 소통하는 능력을 기르기 위해 노력해 왔습니다. 가장 먼저 신규 간호사로서 배움의 자세를 가지고 업무적으로 빠르게 적응해 나가겠습니다. 또한 동료와 선배들에게 먼저 다가가 함께 일하고 싶은 구성원이 될 수 있도록 노력하겠습니다.

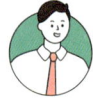

지원자의 문제해결 능력과 역량을 확인하기 위한 질문이다. 업무적인 어려움, 인간관계에서의 어려움, 생활환경에서의 어려움 등 신규 생활 시 다양한 어려움을 만날 수 있다. 어려움이 예측되는 점을 선택하고 자신이 가진 강점을 통해 어떻게 보완하고 극복해 나갈지를 구체적으로 어필해야 한다. 스트레스 관리와 체력관리 등에 대한 강점을 연결 짓는 것도 효과적인 방법이다.

19 간호사는 일반적으로 여성이 많은데 남자 간호사로 잘 적응할 수 있을 것 같나요?

간호학과를 다니면서도 같은 과에 여학생이 더 많았지만, 거의 모든 학과 친구들과 스스럼없이 친하게 잘 지냈습니다. 그래서 간호사가 되어서도 새로운 사람들과 어울리며 적응하는 것은 누구보다 자신 있습니다. 무엇보다 남녀의 성으로 구분되는 게 아닌, 한 명의 의료인인 간호사로서 인정받고 적응해 나가기 위해 노력해 나갈 것입니다.

지원자의 인간관계 능력 및 조직적합성 등을 확인하기 위한 질문이다. 매년 남자 간호사의 비율이 점점 더 높아지고 있지만, 아직도 간호사의 성비는 여성이 압도적으로 높다. 지난 4년간 간호학과를 다니며 여자 동기 및 선후배와 원만하게 어울려 지냈던 사례를 바탕으로 이야기를 풀어내는 것이 가장 효과적인 답변 전략이다.

20 일반적인 지원자에 비해 나이가 많은 편인데, 병원 생활을 할 때 선후배 및 동료들과 잘 어울릴 수 있나요?

나이와 상관없이 항상 배움의 자세를 가지고 병원 생활에 임할 생각입니다. 저보다 나이가 어리더라도 먼저 일을 시작한 동료와 선배들을 존중하고 조직문화에 발맞춰 적응해 나가겠습니다. 남들보다 더 늦게 시작한 만큼 더 빨리 병원 생활에 적응할 수 있도록 최선을 다하겠습니다.

직장에서의 적응 능력과 조직문화에 대한 수용력 등을 보기 위한 질문이다. 병원 생활 적응을 위해서는 나이와 무관하게 배움을 위한 겸손한 마음과 상대를 존중하는 자세가 필요하다. 실제로 나이가 차이 나는 선후배 및 동료들과 원만하게 잘 지냈던 경험이 있다면 함께 어필하도록 하자.

21. 마지막으로 꼭 하고 싶은 말이 있다면?

병원의 이미지는 환자와의 접촉이 가장 많은 간호사에 의해 결정된다고 생각합니다. 비록 저 한 명의 행동일지라도 병원 전체의 이미지를 책임진다는 생각으로 누구보다 가슴 따뜻한 간호를 실천하는 ㅇㅇ병원의 간호사가 되겠습니다. 감사합니다.

면접이 끝나기 전 면접관이 지원자에게 마지막 발언 기회를 주기 위해 던지는 질문이다. 꼭 말하고 싶었는데 발언 기회가 없어 하지 못했던 말이 있다면 자신 있게 손을 들고 말해도 된다. 마지막으로 면접관에게 자신의 열정과 포부를 어필하도록 하자. 다만, 너무 부담스럽게 자신을 뽑아달라고 어필한다면 오히려 거부감이 들 수도 있으므로 주의해야 한다. 면접 과정에서 이미 충분한 답변을 해서 굳이 할 말이 없다면 답변하지 않아도 무방하다.

직업관 및 직무관심도

01 노조에 대해 어떻게 생각하나요?

노동자의 권리와 이익을 지키는 노조가 잘 지지 된다면 업무 환경 등이 개선돼 직무 능력 향상에 많은 도움이 될 것 같습니다. 하지만 생명을 다루는 의료인으로서 본분을 망각하고 자신의 이익만을 챙기는 것은 잘못됐다고 생각합니다. 따라서 환자에게 피해를 주지 않는 선에서 노조가 적절하게 유지되는 것이 바람직하다고 생각합니다.

노조에 대한 질문은 답변하기 까다로운 면접 질문 중 하나이다. 노동자의 입장에서 노조는 분명히 필요하지만, 병원의 입장에서 노조의 존재는 달갑지 않을 수밖에 없다. 노조에 대한 의견을 말할 때는 너무 한쪽으로 치우치기보다는 현실적인 시각에서 중립적으로 바라보는 것이 가장 이상적이다.

02 PA 간호사에 대해 어떻게 생각하나요?

우리나라에서는 아직 PA 간호사(Physician Assistant, 진료보조인력)가 법적으로 제도화가 되어 있지 않습니다. 분명히 임상에서는 PA가 존재하지만, 보는 시각에 따라 경계가 애매하여 불법 의료 행위로 간주되곤 합니다. 그래서 하루빨리 미국처럼 명확하게 업무 범위를 정해 PA를 법적으로 제도화해야 한다고 생각합니다.

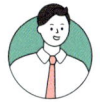

간호계의 모든 이슈에 관심을 가질 순 없지만, 기본적으로 자주 언급되는 것은 알아 둘 필요가 있다. 면접을 앞두고 있다면 PA 간호사 이슈 이외에도 간호 및 의료계의 다양한 이슈에 대해 관심을 가지고 자신만의 생각을 한 번씩 정리해 둘 필요가 있다.

03 간호사의 이직률이 높은데 그 이유는 무엇이라고 생각하고, 해결 방안이 있다면?

간호사는 환자의 안위와 생명에 직접적으로 영향을 주는 일을 하기 때문에 많은 부담과 스트레스를 받을 수밖에 없습니다. 거기다 교대 근무를 하여 타 직종에 비해 상대적으로 업무 강도도 높아 이직률이 높은 편입니다. 이런 높은 이직률을 낮추는 한 가지 방법으로 업무에 지친 간호사의 심신을 케어할 수 있는 프로그램이 많이 생겨야 한다고 생각합니다. 간호사의 스트레스 관리를 돕고 건강한 몸과 마음을 유지할 수 있다면 이직률을 낮추는 데 큰 도움이 될 것입니다.

관리자의 입장에서도 간호사의 높은 이직률은 골머리를 앓는 문제이다. 그 문제를 신규 간호사가 해결할 수 있을 것이라는 큰 기대는 하진 않는다. 이직률이 높은 이유와 현실적으로 적용할 수 있는 해결 방안 몇 가지를 제시하는 것만으로도 충분한 답변이 될 수 있다. 너무 부정적인 방향으로 치우치는 것에 유의하며 현실적인 시각으로 개선할 수 있는 방향을 제시하도록 하자.

04 간호간병통합 서비스(포괄간호서비스)의 장단점에 대해 말해 보세요.

간호간병통합 서비스의 장점은 환자에게 더 높은 수준의 의료서비스를 제공할 수 있는 점이라고 생각합니다. 환자의 입장에서 간병비의 부담이 줄고 간호 인력에 의해 전문적인 케어를 받을 수 있기 때문입니다. 반면 단점은 간호 인력의 업무 과중이 증가하는 점입니다. 기본적인 간호 업무부터 식사 보조, 위생 등 전반적인 업무를 모두 간호 인력이 맡아야 하기 때문에 업무 부담이 가중될 수 있다고 생각합니다.

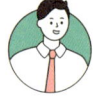
간호간병통합 서비스는 보호자 없이 간호사가 중심이 돼 환자를 케어하는 서비스를 말한다. 간병인이나 보호자 없이도 24시간 간호 인력의 전문적인 의료서비스를 받을 수 있다. 2016년 4월에 '포괄간호서비스'에서 '간호간병통합 서비스'로 명칭이 변경됐다.

05 실습을 하며 가장 본받고 싶지 않았던 간호사가 있다면 그 이유는?

실습에서 한 환자분이 지속적으로 통증을 호소하셔서 진통제를 원하셨습니다. 담당 간호사였던 한 선생님이 "그분은 원래 매일 그러니까 무시하세요."라고 말하며 환자분의 호소를 대수롭지 않게 여기시는 것을 봤습니다. 바빠서 그런 것도 있으셨겠지만, 환자분의 호소를 경청하고 그에 따라 적절한 조치를 해야 했다고 생각합니다. 아무리 바쁘더라도 환자분의 작은 목소리에도 경청하고 귀 기울일 줄 아는 간호사가 되겠습니다.

질문 자체가 부정적인 방향이라 어쩔 수 없겠지만, 가능한 너무 부정적이지 않게 답변하는 게 좋다. 질문에 대한 답변이라도 타인에 대해 안 좋은 이야기를 하거나 비판하는 행위 자체가 부정적인 이미지를 만들 수 있기 때문이다. 단순히 본받고 싶지 않았던 간호사에 대해서 언급하는 것에서 끝내지 말고, 이를 반면교사 삼아 나는 앞으로 어떤 간호사가 되고 싶은지를 마무리 멘트로 덧붙여 주도록 하자.

06 간호학과를 선택한 걸 후회한 적이 있는지, 있다면 이유는?

간호사가 되기로 결심한 이후 지금까지 간호사라는 하나의 목표만을 바라보고 달려왔기에 어떠한 후회도 없습니다. 간호사로 일하다 보면 힘든 순간이 찾아올 수 있겠지만, 제가 꿈꾸고 원했던 직업인 만큼 앞으로도 이러한 생각은 변함없을 것입니다.

지원자의 직업관과 성향을 파악하기 위한 질문이다. 간호학과를 선택한 게 후회가 된다면 간호사라는 직업 자체도 오래 할 수 없을 것이다. 간호사라는 직업에 대한 확고한 직업관과 직업적 신념을 어필하는 것이 좋다. 가능하면 부정적인 내용은 피해야 한다.

07 간호학과(간호사)를 선택한 이유가 있나요?

미래의 진로에 대해 고민하고 있던 고1 때 우연히 병원에서 24시간 간호사의 일상을 밀착 취재하여 보여주는 다큐멘터리를 보게 됐습니다. 그 프로그램을 보며 간호사라는 의미 있고 숭고한 직업에 대해 생각하게 되었고 간호학과 진학을 결심하는 계기가 됐습니다. 제가 하는 일에 대한 가치를 알고 사명감을 가지고 일하는 간호사가 되고 싶습니다.

단순히 취업이 잘돼서 또는 상대적으로 급여가 높기 때문에 지원했다는 현실적인 대답을 원하는 것이 아니다. 많은 직업 중 간호사를 선택한 이유를 통해 지원자의 직업관과 성향을 알아보기 위한 질문이다. 간호사라는 직업을 어떻게 생각하는지에 대한 자신만의 직업관을 녹여 답변하는 것이 핵심이다.

08 가장 가고 싶은 부서가 있다면? 그리고 그 이유는?

저는 다른 어떤 부서라도 상관이 없지만, 저에게 가장 맞는 부서는 수술실이라고 생각합니다. 수술실은 한 번 수술이 진행되면 장시간 진행되는 경우가 많고 업무적으로 사람들과의 유대 관계가 더욱 중요시되는 곳입니다. 저는 평소 인내심이 강하다는 소리를 자주 들어 왔습니다. 어떠한 일을 할 때 묵묵하게 끈기를 가지고 일을 끝까지 수행하기 때문입니다. 또한 깊은 인간관계를 맺고 사람들을 사귀는 것을 좋아합니다. 그래서 이러한 제 성격과 가장 잘 맞는 곳은 수술실이라고 생각합니다.

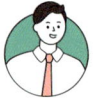
가고 싶은 부서를 말할 때는 자신의 성향과 강점을 부서의 특성과 연결 지어 말하는 것이 가장 이상적이다. 그래서 해당 부서의 근무 특성을 정확하게 숙지하고 접근하는 것이 좋다. 실습을 하며 경험한 사례를 바탕으로 이야기를 풀어 가는 것도 좋은 방법이다. 다만 부서 배치는 희망 부서가 100% 반영되는 것이 아니니 특정 부서에 너무 목매는 듯한 느낌은 피하도록 하자.

• 한눈에 보는 부서별 특징

- 내과 계열:
업무 특성상 섬세하고 꼼꼼해야 함, 다양한 질환과 그에 따른 여러 종류의 약물에 대한 지식을 쌓을 수 있음, 입원 기간이 긴 편, 환자와 보호자가 예민한 편.

- 외과 계열:
수술과 시술이 많음, 입원 기간이 짧은 편, 환자 회전율이 빠른 편이라 입퇴원 관련 업무가 많음.

- 병동 전체:
한 번에 많은 환자를 봐야 함, 중증도가 낮은 편, 환자와 보호자 컴플레인이 많은 편. 동시다발적인 다양한 업무를 처리해야 함. 환자 및 보호자와의 라포 형성이 중요함.

- 중환자실:
소수의 환자를 깊게 전인 간호할 수 있음, 업무 강도 높음, 중증도 높음, 질병에 대한 깊은 지식이 요구됨, 다양한 의료기기를 다뤄야 함, 응급상황이 잦은 편, 업무 특성상 섬세하고 꼼꼼해야 함. 면회 시간이 짧아 보호자와 마주할 일이 별로 없음.

- 수술실:
초반에 외울 게 많고 적응이 오래 걸림, 장시간 진행되는 수술이 많아 오래 서 있어야 함, 보호자가 없음, 인수인계 거의 없는 편, 오버타임 적은 편, 다소 폐쇄적인 공간이라 인간관계 능력 중요, 야간근무가 거의 없고 주말 시간의 활용이 가능함.

- 응급실:
응급상황이 잦은 편, 환자 회전율 빠름, 다양한 환자와 케이스를 만날 수 있음, 넓은 범위의 영역에서 의료 지식이 요구됨, 순간적인 우선순위 판단 능력과 상황 대처 능력이 필요함, 인수인계 거의 없는 편, 오버타임 적은 편, 환자와 보호자 컴플레인이 많은 편.

- 모성 및 아동:
업무 특성상 섬세하고 꼼꼼해야 함, 환자와 보호자 컴플레인이 많은 편. 환자와 보호자가 예민한 편, 환자 및 보호자와의 라포 형성이 중요, 해당 분야에 대한 전문성을 갖출 수 있음.

09 원하지 않는 부서로 발령된다면?

원하는 부서로 가면 가장 좋겠지만, 원하지 않는 부서로 발령된다고 해도 괜찮습니다. 궁극적으로 제 목표는 ○○병원의 간호사가 되어 함께 성장하는 것이기 때문에, 어느 부서에 배치되더라도 그곳에서의 배움과 경험으로 성장할 수 있을 것이라 생각합니다.

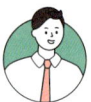

희망 부서에 가면 가장 좋겠지만, 병원의 사정상 인력이 부족한 부서로 배치될 확률이 높다. 한 부서만을 고집하기보다는 배움과 성장이라는 전체적인 관점에서 포용하는 방향으로 접근하는 것 더 현명하다. 정말로 꼭 가고 싶은 부서가 있다면 처음 배치된 부서에서 어느 정도 경력을 쌓고 부서를 옮기는 방법도 있으니 참고하도록 하자.

10 간호사에게 가장 중요한 덕목 한 가지를 고르라면?

간호사에게 가장 중요한 덕목은 '팀워크 및 협업 능력'이라고 생각합니다. 아무리 뛰어난 간호사라도 혼자서 할 수 있는 것에는 한계가 있다고 생각합니다. 병원이라는 환경은 간호사뿐만 아니라 의사, 방사선사, 임상병리사, 간호조무사 등 다양한 직군이 협력하며 환자의 치료라는 목표 아래 하나의 팀을 이루는 곳입니다. 그래서 저는 팀워크 및 협업 능력이 간호사에게 가장 중요한 덕목이라고 생각합니다.

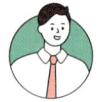

꼭 예시에서 든 '팀워크 및 협업 능력'을 선택할 필요는 없다. 간호사에게 가장 중요한 덕목은 지원자의 가치관이나 직업관에 따라 달라질 수 있기 때문이다. 선택한 덕목을 자신의 경험과 연결 짓는다면 더욱 효과적으로 지원자를 어필하는 것이 가능하다. 앞서 다뤘던 '어필하면 좋은 간호사 역량 총정리'를 참고하여 결정하는 것도 좋은 방법이 될 수 있다.

11 본인의 5년 후 그리고 10년 후 모습을 말해 보세요.

간호사는 항상 배우고 발전하는 자세를 가져야 한다고 생각합니다. 5년 이내에 저는 중환자실에서 근무하며 다양한 케이스를 접하고 많은 경험을 쌓아 중환자 전문간호사가 되고 싶습니다. 또한 후배 간호사들이 임상에 잘 적응할 수 있도록 돕는 따뜻한 프리셉터 간호사가 되겠습니다. 10년 후에는 그동안 쌓은 지식과 경험을 바탕으로 간호 시스템을 효율적으로 개선하여 간호의 질 향상에 기여하고 싶습니다. 최종적으로는 항상 적극적인 배움의 자세를 가지고 스스로를 발전시켜 다른 간호사들의 역할 모델이 될 수 있는 간호 관리자가 되고 싶습니다.

계획 및 포부는 자기소개서에서 지원 동기와 함께 단골로 출제되는 문항 중 하나이다. 구체적인 목표가 있는 사람은 그렇지 않은 사람에 비해 힘든 상황에서도 더 굳건할 수밖에 없다. 미래지향적으로 발전하고자 하는 자세와 구체적 목표를 통해 오랫동안 병원에 몸담을 수 있는 사람이라는 점을 어필할 수 있다.

12 연명치료 중단에 대해 어떻게 생각하나요?

치료가 불가능한 상황에서 무의미하게 생명을 연장하는 연명치료는 중단해야 한다고 생각합니다. 회복 가능성 없이 연명치료를 하는 것은 환자뿐만 아니라 환자의 가족에게도 고통을 줄 수 있다고 생각합니다. 그래서 단순히 생명을 연장하는 차원의 연명치료는 중단되어야 한다고 생각합니다.

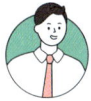

정해진 정답은 없으며 솔직하게 자신의 생각을 말하고 그에 따른 적절한 근거를 제시하면 된다. 예시 답안과 달리 반대 입장으로도 자신의 의견을 풀어나갈 수 있다. 다른 이슈로 안락사에 대해서도 생각을 정리해 볼 필요가 있다. 우리나라에서 공식적으로 안락사는 합법화되어 있지 않다. 다만 2018년부터 「호스피스·완화치료 및 임종과정에 있는 환자의 연명의료결정에 관한 법률」에 의해 일명 존엄사법이 시행되어 연명치료를 중단하는 것 자체는 불법이 아니다.

13 전문간호사에 대해 말해 보세요.

전문간호사(Advanced Practice Nurse, APN)는 보건복지부장관이 인정하는 전문간호사 자격을 가지고 상급 수준의 전문가적 간호를 수행하는 간호사로서 보건, 마취, 정신, 가정, 감염관리, 산업, 응급, 노인, 중환자, 호스피스, 종양, 임상, 아동 등 총 13개 분야가 있습니다. 최근 10년 이내에 해당 분야에서 3년 이상 근무한 경력을 갖춰야 전문간호사 교육과정에 지원할 수 있습니다.

자기소개서에 전문간호사가 되는 것을 목표로 적은 지원자가 받을 수 있는 질문이다. 전문간호사가 목표라면 상세한 세부 내용까지는 아니라도 전문간호사의 기본적인 정의와 자격 요건 등 최소한의 정보는 알아두도록 하자.

14 3교대 근무에 대해 어떻게 생각하나요?

저는 간호사의 좋은 점은 3교대 근무라고 생각합니다. 3교대가 비록 체력적으로 힘들 수는 있지만, 남들이 다 쉬는 주말이 아닌 평일에 오프를 받아 쉴 수 있기 때문에 오히려 한가하게 휴식을 취하며 재충전하는 시간을 가질 수 있다고 생각하기 때문입니다.

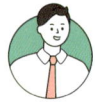

병원 특성상 간호사 대부분은 교대 근무를 할 수밖에 없다. 어차피 해야 하는 교대 근무라면 단점보다는 장점을 위주로 긍정적인 방향으로 접근하도록 하자. 수면 시간의 잦은 변화, 불규칙한 생활 패턴 등 3교대로부터 오는 단점을 이야기할 때는 신체적·정신적 스트레스를 극복할 수 있는 본인만의 강점을 함께 어필하는 것이 좋다.

15 코로나19로 인해 달라진 의료 환경에서 간호사로서 갖춰야 하는 태도가 있다면?

코로나19로 인해 감염관리의 중요성이 더욱 커졌고, 비대면 의료 및 AI의 시스템이 더욱 빠르게 현장에서 적용되고 있습니다. 또한 새로운 변이 바이러스와 신약의 등장으로 의료 환경이 빠르게 변화하고 있습니다. 그래서 포스트 코로나 시대의 간호사는 빠르게 변화하는 환경에 발맞출 수 있는 적응력을 갖춰야 한다고 생각합니다.

코로나19로 인해 많은 것이 달라졌다. 먼저 포스트 코로나 시대에는 급변하는 환경에 빠르게 적응할 수 있는 적응력이 필요하다. 감염관리에 더욱 민감해져야 하며 변화의 흐름에 맞춰 최신 자료를 바탕으로 근거 기반의 간호를 할 수 있어야 한다. 또한 비대면 의료 및 AI 시스템 도입 등 현장의 변화에도 많은 관심을 가져야 한다.

16 가장 최근에 접한 우리 병원 관련 기사나 뉴스가 있다면?

최근 ○○병원에서 비대면 원격진료와 AI 의료시스템을 도입했다는 기사를 봤습니다. 저도 빠르게 변화하는 의료 환경에 발맞춰 성장하고 발전하는 ○○병원의 간호사가 되고 싶습니다.

해당 병원에 대한 지원자의 관심도를 알아보기 위한 질문이다. 병원 분석 단계에서 수집한 정보를 기반으로 답변하면 어렵지 않게 대답할 수 있다. 오래전 기사에 대해 이야기하기보다는 가능한 최신의 기사나 정보일수록 좋다. 자신의 의견을 간단히 덧붙여 주는 것도 병원에 대한 관심도를 어필할 수 있는 좋은 방법이 될 수 있다.

17 우리 병원과 다른 병원의 차이점이 있다면?

○○병원은 타 병원에 비해 더 많은 성장의 기회와 복지 혜택이 있다고 생각합니다. 간호사는 끊임없이 배우고 성장해야 하는 직업이기 때문에 이러한 근무환경을 기반으로 환자분들에게 더 나은 양질의 간호를 제공할 수 있을 것이라고 생각합니다. ○○병원의 간호사가 되어 함께 성장하고 발전해 나가고 싶습니다.

지원 동기와 연결되는 질문으로 많은 병원 중 왜 우리 병원에 오고 싶은지, 그 이유에 대한 답변을 해야 한다. 병원에 대한 직간접적인 경험이나 병원 분석을 기반으로 수집한 정보를 활용하여 답변하는 것이 일반적이며 이를 통해 병원에 대한 관심도를 어필하는 것이 가능하다. 병원의 비전 및 철학, 최신 기사, 주력하는 의료 분야, 발전 방향, 직원 복지 등 해당 병원의 다양한 정보를 취합하여 타 병원과 차별이 되는 점을 언급하도록 하자.

18 우리 병원 이외에 다른 병원은 어디를 지원하셨나요? 모두 붙는다면 어디로 갈 건가요?

○○병원 이외에 C병원과 D병원에 지원하였습니다. 저는 간호사가 되고자 마음먹은 순간부터 ○○병원만을 바라보고 왔기에 모두 붙게 된다면 단 1초의 망설임도 없이 최우선 순위 병원인 ○○병원을 선택할 것입니다.

인사담당자는 여러분이 해당 병원 외에도 여러 병원에 지원한 사실을 잘 알고 있다. 그러니 들통날 게 뻔한 거짓말은 하지 말자. 차라리 솔직하게 이야기하되 가장 오고 싶었던 1순위 병원이 해당 병원이라는 점을 어필하는 것이 더 효과적인 답변 전략이다.

상황 대처 능력

01 실습 중 가장 힘들었던 경험이 있다면?

중환자실 실습 때가 가장 힘들었습니다. 첫 실습이라 많이 긴장한 상태로 실습에 임하게 됐습니다. '일단 몸으로 부딪혀 보자'라는 생각으로 물품 위치부터 차근차근 익히고 V/S, I/O check, 대소변 care, 체위 변경 등 적극적으로 간호사분들을 보조하였습니다. 지금까지의 실습 중 가장 힘들었지만, 간호사 선생님께서 "첫 실습인데도 학생은 진짜 여기 간호사 몫만큼 일하는 것 같다."라고 칭찬해 주셔서 뿌듯했던 기억이 있습니다. 항상 환자를 위하는 마음으로 제 몫을 다하는 간호사가 되겠습니다.

지원자의 문제해결 능력과 성향을 보기 위한 질문이다. 단순히 실습 중 가장 힘들었던 경험만 나열해선 안 된다. 실습 중 어떤 점이 힘들었고, 그 힘든 상황을 극복하기 위해 어떻게 노력했고, 최종적으로는 해당 경험을 직무적으로 도움이 되는 방향으로 연결 짓는 것이 답변의 핵심이다.

02 갈등 상황이 생겼을 때 어떻게 대처하나요?

갈등 원인의 대부분은 서로 간의 의사소통 차이에서 비롯된다고 생각합니다. 그렇기에 저는 상대방의 입장에서 한 번 더 생각하고 대화를 통해 의견을 조율하기 위해 노력합니다. 상대의 입장에서 서로를 배려하며 대화한다면 오해와 갈등은 대부분 풀 수 있다고 생각합니다.

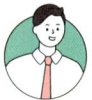

갈등 상황에서의 대처 능력과 문제해결 능력을 보기 위한 질문이다. 갈등의 대부분은 의사소통의 차이나 입장 차에 따른 오해에서 비롯된다. 역지사지의 자세로 상대방의 입장을 생각하고 의견을 조율하는 것은 갈등 해결을 위한 가장 현명한 방법 중 하나다. 갈등 상황을 해결했던 실제 사례를 추가해서 설명한다면 더욱 효과적으로 의견을 전달할 수 있다.

03 살면서 가장 힘들었던 경험이 무엇이며, 그 위기 상황을 어떻게 극복하였나요?

간호학과로 진학을 준비했던 때가 가장 힘들었습니다. 꿈을 정하지 못하고 방황하다 고3이 되고 나서야 간호학과로의 진학을 결심했습니다. 공부에 거의 손을 놓고 있다가 공부를 하려고 하니 노력만큼 성적이 오르지 않았습니다. 기초가 부족한 탓에 남들보다 더 많은 시간이 필요했기에, 잠을 줄여가면서 이를 악물고 부족한 부분을 채우기 위해 노력했습니다. 그 결과 원하던 간호학과에 진학할 수 있었습니다. 이러한 경험을 바탕으로 앞으로 또 다른 어려움이 닥쳐도 성실한 노력으로 극복해 나가겠습니다.

위기 상황에서의 문제해결 능력과 대처 능력을 확인하기 위한 질문이다. 위기 상황을 극복했던 경험에서 느낀 점과 이를 통해 어떤 변화나 성과가 있었는지를 구체적으로 적는 것이 좋다. 마지막 마무리를 직무적인 방향으로 연결 짓는다면 가장 이상적인 답변이 될 수 있다.

04 미성년자 환자의 임신 사실을 알게 됐어요. 환자는 보호자에게 비밀로 해달라고 부탁합니다. 이 상황에서 어떻게 대처할 건가요?

환자와 대화를 나눠 보호자에게 알릴 수 있도록 돕겠습니다. 미성년자의 임신은 고위험 임신으로 분류돼 적절한 간호가 제공될 수 있도록 보호자의 관심이 필요합니다. 의료진에게는 비밀보장의 의무도 있지만, 선의의 간섭주의(온정적 간섭주의)로 치료를 위한 바람직한 선택을 할 수 있도록 도울 의무가 있기 때문입니다.

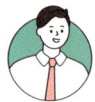

- 선의의 간섭주의(온정적 간섭주의):
의료인으로서 선을 행하기 위해 환자의 자율성이나 자유에 개입하는 것을 말한다.

05 종교적 이유로 환자가 수혈을 거부한다면 어떻게 대처하실 건가요?

환자는 치료 과정에 대한 자기결정권이 있기 때문에 환자의 종교적 신념 등 환자의 의사에 따라 수혈을 거부할 수 있습니다. 다만, 수혈을 거부할 경우에 발생할 수 있는 결과에 대해서 충분히 설명하고, 담당의와 상의해 대체할 수 있는 수액 및 약품으로 치료를 진행할 수 있도록 도와야 합니다.

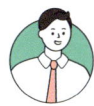

환자의 권리와 의무(「의료법 시행규칙 제1조의3(환자의 권리 등의 게시) [별표 1]」)

1. 환자의 권리

   가. 진료받을 권리

   환자는 자신의 건강보호와 증진을 위하여 적절한 보건의료서비스를 받을 권리를 갖고, 성별·나이·종교·신분 및 경제적 사정 등을 이유로 건강에 관한 권리를 침해받지 아니하며, 의료인은 정당한 사유 없이 진료를 거부하지 못한다.

   나. 알권리 및 자기결정권

   환자는 담당 의사·간호사 등으로부터 질병 상태, 치료 방법, 의학적 연구 대상 여부, 장기이식 여부, 부작용 등 예상 결과 및 진료 비용에 관하여 충분한 설명을 듣고 자세히 물어볼 수 있으며, 이에 관한 동의 여부를 결정할 권리를 가진다.

   다. 비밀을 보호받을 권리

   환자는 진료와 관련된 신체상·건강상의 비밀과 사생활의 비밀을 침해받지 아니하며, 의료인과 의료기관은 환자의 동의를 받거나 범죄 수사 등 법률에서 정한 경우 외에는 비밀을 누설·발표하지 못한다.

   라. 상담·조정을 신청할 권리

   환자는 의료서비스 관련 분쟁이 발생한 경우, 한국의료분쟁조정중재원 등에 상담 및 조정 신청을 할 수 있다.

2. 환자의 의무

   가. 의료인에 대한 신뢰·존중 의무

   환자는 자신의 건강 관련 정보를 의료인에게 정확히 알리고, 의료인의 치료계획을 신뢰하고 존중하여야 한다.

   나. 부정한 방법으로 진료를 받지 않을 의무

   환자는 진료 전에 본인의 신분을 밝혀야 하고, 다른 사람의 명의로 진료를 받는 등 거짓이나 부정한 방법으로 진료를 받지 아니한다.

06 젊은 환자가 말기암 확진으로 판정받았고, 그의 부모는 자식에게 확진 사실을 비밀로 해 달라고 합니다. 이 상황에서 어떻게 대처할 건가요?

저는 정보를 공지해야 한다고 생각합니다. 아무런 통보 없이 죽음을 맞이하기보다는, 삶의 마지막에 스스로 자신과 주변을 정리하며 마무리할 수 있는 시간이 필요하다고 생각합니다. 환자는 자신의 신체 및 건강에 대해서 '알권리 및 자기결정권'이 있기 때문에 보호자와 상의해서 환자에게 알릴 수 있도록 도울 것입니다.

병원에서 일하다 보면 이런 요청을 받는 경우가 생각보다 많다. 환자는 자신의 신체에 대해 알권리와 치료를 결정할 자기결정권이 있기 때문에 보호자를 설득해 해당 사실을 전달할 수 있도록 돕자.

07 의사의 잘못된 처방을 확인했는데, 의사는 그냥 처방대로 시행하라고 합니다. 이런 상황에서 어떻게 대처할 건가요?

잘못된 처방은 환자의 건강 및 안전에 직접적으로 영향을 미칠 수 있기 때문에 먼저 처방을 낸 의사에게 다시 한번 처방을 확인해 줄 것을 요청할 것입니다. 그래도 잘못된 처방을 수행하라고 한다면 선배 간호사 및 간호 관리자에게 알려 중재 방안을 찾겠습니다.

투약하기 전에는 항상 처방을 확인하는 것이 선행돼야 하며 의사의 처방이라도 잘못된 처방은 수행해선 안 된다. 혼자서 해결할 수 없는 문제일 때는 선배 간호사 및 간호 관리자에게 알려 도움을 구하는 것이 현명하다.

08 라운딩 중 동료 간호사의 실수를 발견했다면 어떻게 대처할 건가요?

먼저 환자 상태를 사정하여 즉시 필요한 조치를 할 것입니다. 그리고 해당 상황에 대해 동료 간호사에게 알려 간호 관리자와 의사에게 보고하도록 할 것입니다. 간호사의 업무는 환자의 안위와 직결되는 만큼 병원의 지침과 절차를 준수하여 상황을 해결할 수 있도록 돕겠습니다.

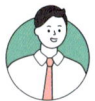

다소 매정하게 느껴질 수 있지만, 환자의 건강과 안위에 영향을 끼칠 수 있는 문제인 만큼 빠르게 대처하고 원칙적으로 해결해야 한다. 다만, 실수는 누구나 할 수 있는 것이기에 동료 간호사에게 감정이 상하지 않도록 사실을 전달하는 것이 중요하다.

09 환자나 보호자가 소리치면서 화낼 때 어떻게 할 것인가?

환자나 보호자가 소리치며 화를 낼 때는 분명 그에 합당한 이유가 있다고 생각합니다. 그렇기 때문에 먼저 어떤 이유로 화를 내시고 있는지 그 원인을 파악하고 환자의 입장에서 한 번 더 생각하고 문제해결을 위해 노력하겠습니다. 또한 지금의 감정을 추스를 수 있도록 공감해 주면서 정서적 지지를 제공해 드리겠습니다.

환자 및 보호자 응대와 관련한 문제해결 능력을 보기 위한 질문이다. 소리치며 화를 낸다면 분명 합당한 이유가 있을 것이다. 그 이유를 찾아 해결하는 것이 핵심이며 감정적으로 격분한 경우 경청과 공감을 통해 정서적 지지를 제공하는 것도 잊으면 안 된다. 실제로 비슷한 문제 상황을 해결한 경험이 있다면 언급하며 설명하는 것도 좋은 방법이다.

10   투약 오류가 일어난 경우 어떻게 대처할 건가요?

가장 먼저 약물의 주입을 중단하고 바로 환자분의 V/S 등 신체상태 및 이상증상을 사정한 후, 즉시 선배 간호사 선생님과 수간호사 선생님, 담당 의사에게 보고할 것입니다. 그리고 환자분의 건강에 최대한 해를 끼치지 않도록 해독 약물을 투여하는 등의 최선의 조치를 취한 다음, 저의 잘못을 인정하고 환자분과 보호자 분에게 사죄하고 양해를 구하겠습니다. 무엇보다 이러한 상황이 발생하지 않도록 투약 전 5 right를 정확히 확인할 것입니다.

투약 오류는 절대 있어선 안 되겠지만, 무언가에 홀린 듯 조금만 방심하면 순식간에 일어나는 경우가 많다. 투약 오류가 일어나면 먼저 환자의 상태를 사정하고 즉시 담당 의사에게 보고하여 적절한 조치를 취하는 것이 중요하다. 투약 오류가 일어난 후의 대처도 중요하지만 가장 중요한 것은 역시 투약 오류가 일어나지 않도록 예방하는 것이다.

11   선배와의 마찰이 생긴다면 어떻게 해결할 건가요?

먼저 어떤 이유에서 마찰이 생기는지를 파악하고 그 이유를 해결하기 위해 노력할 것입니다. 신규 때는 업무적인 문제로 마찰이 생길 수 있기 때문에, 입사 후에는 저에게 주어진 업무를 빠르게 익힐 수 있도록 적극적으로 노력하고 공부하겠습니다. 만약 제 선에서 해결할 수 없는 문제라면 동료 간호사 혹은 다른 선배 간호사 선생님과 대화할 수 있는 자리를 만들어 조언을 구할 것입니다. 그리고 마찰이 있는 선배 간호사 선생님과 이야기를 나눠 문제가 되는 부분을 원만히 해결해 나갈 것입니다.

문제 상황에 대한 대처 능력과 의사소통 능력을 보기 위한 질문이다. 인간관계에서는 오해나 갈등이 생길 수밖에 없다. 다만, 이를 어떻게 풀어가는지가 중요하다. 핵심은 원인이 되는 문제 상황을 해결하고 대화를 통해 원만하게 해결해 나가는 것이다. 상황에 따라 동료 간호사 혹은 다른 선배 간호사에게 조언을 구할 수도 있을 것이다. 실제로 경험한 인간관계에서의 갈등 및 극복 사례를 함께 이야기하며 스토리텔링하는 것도 좋은 방법입니다.

● 추가 면접 질문 (나만의 답변 만들어보기)

- 자신이 생각하는 이상적인 간호사의 모습은?
- 간호사의 좋은 점이 무엇이라고 생각하는가?
- 살면서 가장 보람 있었던 순간은?
- 살면서 가장 행복했던 순간이 있다면?
- 간호사에게 필요한 능력은 무엇이며 그것을 어떻게 준비하고 있는가?
- 훌륭한 간호사가 되기 위하여 노력한 것 두 가지를 말하라.
- 시간 관리를 잘하여 무언가 성취한 적이 있다면?
- 가장 감명 깊게 읽은 책은? 혹은 가장 최근에 읽은 책은?
- 감명 깊게 본 영화는? 혹은 가장 최근에 본 영화는?
- 병원을 선택할 때 어떤 것을 보고 선택하는지?
- 간호계에서 변해야 할 점이 있다면?
- 근거 기반 간호란 무엇이며 왜 해야 하는지?
- 인생에 있어 후회했던 경험에 대해 말해 보시오.
- 환자가 병원에서 들어줄 수 없는 요구를 할 때 어떻게 행동하겠는가?
- 신규 간호사가 일을 빨리 그만두는 이유가 무엇일까?
- 여기 모든 사람을 뽑을 수 없다. 당신이 탈락된다면 그 이유는?
- 병원과 집이 거리가 있는데, 혼자 살아본 적이 있는가?
- 봉사활동을 통해 무엇을 배웠는가?
- 병원 실습 중 했던 가장 큰 실수는 무엇인가?
- 좋은 성적을 관리할 수 있었던 비결은?

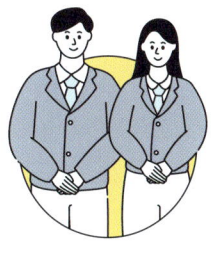

03 면접 실전 궁금증 완벽 타파

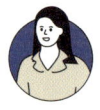
답변의 마무리는 어떻게 하는 게 좋나요?

면접관의 질문에 대한 답변을 마치면 "이상입니다" 혹은 "감사합니다"를 끝에 붙여 마무리해 주는 걸 추천한다. 이러한 끝맺음 멘트가 없다면 면접관은 면접자가 하고 싶은 말을 다 했는지를 문맥상 추측해야 하거나 말을 더하지 않을 때까지 기다려야 한다. 반면 끝맺음 멘트를 사용하면 답변을 끝내는 타이밍을 면접관에게 명확하게 알릴 수 있고, 깔끔한 끝맺음으로 내 의견을 더 효과적으로 전달할 수 있다.

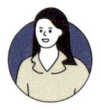
마스크를 착용한 상태에서 면접을 진행하나요?

코로나19로 인해 면접장의 풍경도 많이 달라지고 있다. 가장 큰 변화가 바로 마스크 착용이다. 면접장에서 마스크 착용 여부는 면접장의 환경 및 지침에 따라 달라진다. 어떤 병원은 처음부터 끝까지 마스크를 착용하기도 하고, 또 어떤 병원은 잠시 마스크를 벗고 얼굴을 확인하기도 한다. 면접장의 환경에 따라 면접자와 면접자 사이에 거리를 두거나 칸막이를 설치해 마스크를 완전히 벗고 진행하기도 하지만, 아직은 대부분 마스크를 착용하고 면접을 진행하는 추세이다.

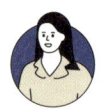
면접 때 사투리를 써도 괜찮을까요?

서울이나 경기권 출신이 아니라면 어느 정도 지역의 특색 있는 억양을 가지는 것이 당연하다. 사투리를 쓴다고 면접에서 불이익이 있는 것은 아니기 때문에 크게 걱정할 필요는 없다. 억지로 교정을 하려고 하면 더 어색한 느낌을 줄 수 있기 때문에 사투리를 쓰더라도 자연스러운 평상시 말투를 사용하는 게 더 낫다. 다만, 말을 하고 의견을 전달하는 데 지장이 있을 정도로 사투리가 심하다면 어느 정도의 교정은 필요하다.

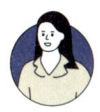
면접을 잘 보려면 아나운서처럼 말을 해야 하나요?

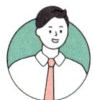
아나운서처럼 명확한 발음과 발성, 전달력을 가진다면 면접에서 내 의견을 전달하는 데 큰 도움이 될 것이다. 하지만 그렇다고 우리가 꼭 아나운서처럼 말을 잘할 필요는 없다. 우리는 간호사 채용 면접을 보는 것이지 아나운서 채용에 지원하는 것이 아니기 때문이다. 간호사 면접에서 아나운서의 말투처럼 말하게 되면 오히려 AI가 면접을 보는 느낌이 들지도 모른다. 간호사 면접에서 발성과 발음은 내 의견을 전달하는 데 큰 지장이 없는 수준 정도만으로도 충분하다.

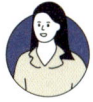
정말 솔직하게 답변하는 게 좋나요?

면접을 볼 때는 거짓 없이 솔직해져야 한다. 면접관은 오랜 기간 인사를 담당하며 많은 사람을 관리하고 소통해 온 사람들이다. 그래서 없는 이야기를 꾸며내거나 거짓으로 답변한다면 반드시 들통나게 돼 있다. 다만, 내게 불리한 사실이나 굳이 말하지 않아도 되는 것에 대해서까지 솔직할 필요는 없다.

예를 들어, 내가 체력이 약해 잔병치레가 잦다고 하자. 이런 단점은 간호사에게는 치명적일 수 있어 말하지 않는 편이 좋다. 거짓말을 하라는 뜻이 아니다. 굳이 말하지 않아도 되거나 나에게 불리한 내용까지 솔직하게 다 말할 필요는 없다는 뜻이다. 면접에서 솔직해지는 것은 중요하지만, 솔직함의 범위에 대해서는 생각해 볼 필요가 있다.

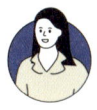
질문을 많이 받는 게 좋나요? 적게 받는 게 좋나요?

같은 면접장에 면접을 봐도 면접자마다 받는 질문의 개수는 모두 다르다. 지원자 한 명에게 면접관의 질문이 몰리는 경우가 있는 반면 또 다른 지원자는 공통 질문을 제외하면 질문을 하나도 받지 못하는 경우도 있다. 질문을 많이 받는 게 좋은지 좋지 않은지를 알기 위해서는 면접관이 개별 질문을 하는 목적을 파악해 볼 필요가 있다.

면접관이 이렇게 개별 질문을 하는 이유는 지원자를 채용해야 할지를 한 번 더 확인하기 위한 목적이 가장 크다. 다시 말해 조금 더 확신을 갖고 싶은 지원자에게 질문을 많이 하는 편이지, 무조건 떨어뜨리기 위해 질문을 하려는 건 아니란 소리이다.

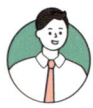
그래서 질문을 많이 받는 사람이 적게 받는 사람보다 확률적으로는 합격에 유리하다.

하지만 질문을 많이 받는 것이 무조건 긍정적인 신호는 아니다. 자기소개서에 작성한 부분과 면접에서 말한 부분이 다른 경우에 검증을 목적으로 질문하는 경우도 있기 때문이다. 이러한 질문들이 지원자에게 득이었는지, 독이었는지는 사실상 면접이 끝나고 면접 결과가 나와 봐야 알 수 있다. 질문을 하나도 받지 못했지만 면접에서 합격한 경우도 있고 반대로 질문을 가장 많이 받았지만 떨어진 경우도 있기 때문이다.

결국은 질문을 몇 개를 받았는지보다는, 면접 시간 동안 질문에 얼마나 적절하게 답변했는지가 최종 당락에 더 큰 영향을 미친다. 그러니 질문을 많이 받았다고 혹은 적게 받았다고 너무 걱정할 필요는 없다. 합격을 유추할 수 있는 본질은 질문의 개수가 아닌 질문에 대한 답변에 있기 때문이다.

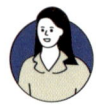
질문을 받으면 가능한 빨리 답하는 게 좋을까요?

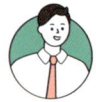
질문을 받으면 바로 답변을 하지 말고 1~2초 기다렸다가 답변하는 것을 추천한다. 질문을 받자마자 바로 답하면 기계적으로 암기해 온 답변을 말하는 느낌을 줄 수 있기 때문이다. 반대로 질문을 받고 너무 늦게 답변을 하면 질문에 대한 이해가 느리거나 소통이 어려운 사람으로 비춰질 수 있다. 면접은 얼마나 빨리 답변하는지를 보는 대회가 아니다. 너무 긴장하지 말고 여유를 가지고 답변하도록 하자.

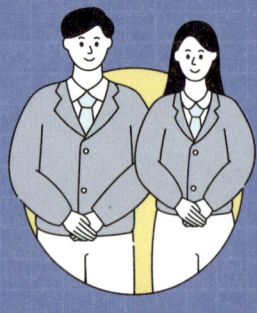

Part 4

호감을 주는 합격 이미지 메이킹

01 | 합격하는 사람은 이미지부터 다르다

합격하는 사람은 이미지부터 다르다

메라비언의 법칙(The Law of Mehrabian)

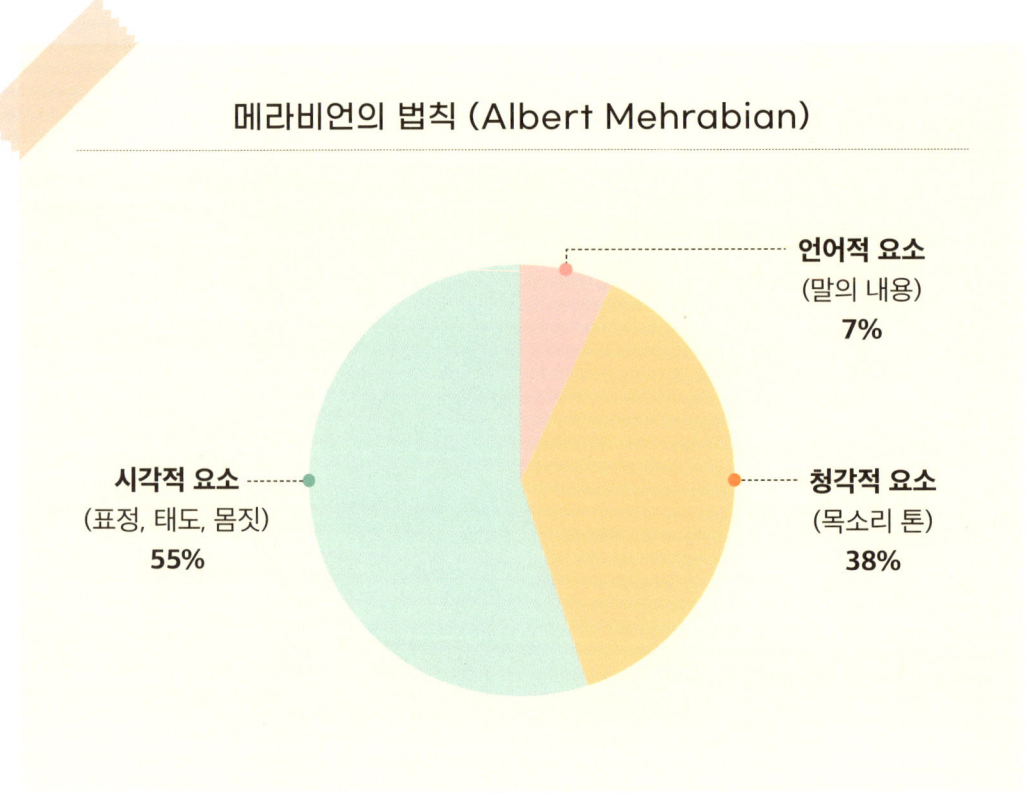

미국의 심리학과 명예교수인 앨버트 메라비언은 의사소통에서 언어적 요소와 비언어적 요소의 중요성에 대해 연구했다. 결과는 놀라웠다. 의사소통에서 말의 내용과 같은 언어적 요소의 중요성은 7%에 불과했고, 그에 반해 표정, 태도, 몸짓 등 비언어적 요소의 중요성은 93%를 차지했다. 다시 말해 의사소통에서 언어적 요소보다 비언어적 요소가 압도적으로 더 중요하다는 말이다.

쉽게 예를 들어 슬픈 표정을 지으며 "난 정말 행복해"라고 말하는 사람이 있다면 여러분은 그 사람의 표정과 말 중 어떤 것을 더 신뢰하고 믿을 것 같은가? 비언어적 요소는 우리가 생각하는 그 이상으로 의사소통에서 훨씬 더 중요한 영향을 미친다.

많은 지원자가 면접 예상 질문에 대한 답변을 스크립트로 쓰고 암기하며 말을 잘하기 위해 노력하지만, 상대적으로 호감형 이미지를 만들기 위한 노력은 등한시한다. 면접은 언어적 요소가 중요한 과정이라 생각하기 때문이다. 많은 지원자가 93%의 비언어적 요소에 비해 7%의 언어적 요소에 집중하는 것은 참으로 아이러니한 일이다.

언어적 요소가 중요하지 않은 것은 아니지만, 메라비언의 법칙에 따르면 면접 준비는 호감형 이미지를 만드는 비언어적 의사소통에 중점을 둬야 한다. 비언어적 의사소통은 크게 시각적 요소와 청각적 요소로 나뉜다. 시각적 요소는 표정, 태도, 몸짓과 같은 외형적인 모습을 말한다. 청각적 요소는 목소리의 톤, 음색, 발음, 크기 등에 의해 결정된다.

이번 4장(호감을 주는 합격 이미지 메이킹)에서는 이러한 시각적·청각적 요소에 대해 이야기할 것이다. 첫인상은 강렬하다. 한 번 심어진 첫인상은 좀처럼 바꾸기 어렵다. 평균적으로 15~20분인 면접 시간은 더더욱 그렇다. 첫인상을 바꾸려고 하는 것보다는 애초에 처음부터 호감형 이미지를 심어주기 위해 노력하는 것이 더 현명한 전략이다. 우리가 의사소통의 비언어적 요소에 집중해야 하는 이유가 바로 여기에 있다.

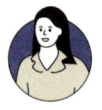 **이미지 메이킹이란?**

 면접에서의 이미지 메이킹은 면접관에게 호감을 심어주고 함께 일하고 싶은 지원자로 보이는 일련의 과정을 의미한다. 메라비언의 법칙에서도 확인한 것처럼 언어적인 요소는 물론이고 비언어적 요소까지 신경 써 호감형 이미지를 심어 줄 수 있도록 이미지 메이킹 해야 한다.

• 메이크업

너무 짙은 색조 화장이나 과한 메이크업은 강한 인상을 연출할 수 있어 피하고 자신의 피부 톤에 맞춰 생기 있고 자연스럽게 연출하는 것이 좋다. 입술은 생기가 있는 붉은 계열이 도는 립스틱이나 틴트를 사용하는 게 좋고 아이라인은 얇게 그리는 것을 추천한다. 면접을 위한 화장은 과하지 않게 내추럴한 메이크업을 하는 것이 중요하다. 평소 화장을 자주 하지 않아 메이크업에 자신 없다면 전문가에게 메이크업을 받는 것도 좋은 방법이다. 남성 지원자는 메이크업을 하더라도 결점을 보완할 수 있는 가볍고 자연스러운 방식으로 최소한의 메이크업을 하는 것을 추천한다.

• 시선 및 눈빛

지원자의 첫인상을 결정짓는 가장 중요한 요소 중 하나는 시선 처리와 눈빛이다. 의사소통에서 눈을 맞춘다는 것은 상대와의 소통에 집중하고 있다는 뜻이며 눈 맞춤이라는 행위를 통해 상대에게 강한 신뢰감을 줄 수 있기 때문이다. 코로나19로 인해 마스크를 착용하고 면접을 보는 경우가 많아 시선 처리의 중요성은 더욱 커지고 있다.

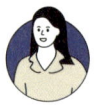 **부담스러워서 도저히 면접관의 눈을 못 보겠어요. 어떻게 해야 하나요?**

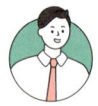 우리는 평소 상대방의 눈을 바라보고 대화하는 방식에 익숙하지 않다. 그 상대가 친한 친구나 가족이 아니라면 더더욱 말이다. 그래서 많은 지원자가 면접관과 제대로 된 아이 콘택트를 하지 못한다. 하지만 너무 걱정하지 않아도 된다.

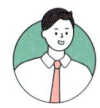 가장 좋은 것은 면접관의 눈을 똑바로 바라보며 면접을 보는 것이지만, 면접관과 눈을 맞추는 것이 부담스럽다면 차선책이 있다.

첫 번째는 면접관의 눈과 눈 사이, 즉 미간을 보는 것이다. 미간은 직접적으로 눈을 보는 것이 아니라 부담을 줄일 수 있는 부위다. 미간을 응시하더라도 면접관은 눈을 마주 보며 이야기하는 느낌을 받게 된다.

"저는 미간도 부담스러워서 못 보겠는데요?"라고 하는 사람이 있다면, 두 번째 차선책으로 면접관의 인중을 보는 방법이 있다. 미간을 보는 것보다 부담이 확실히 더 줄어들지만, 미간을 보는 것만큼의 아이 콘택트 효과가 있지는 않다.

하지만, 일단 시선을 얼굴 근처에 두기만 하면 눈을 마주치지 않고 다른 곳을 보며 이야기하는 것보다는 훨씬 낫다.

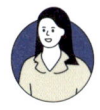 **시선 처리를 할 때 주의해야 할 점이 있나요?**

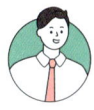 시선 처리를 할 때 제일 주의해야 하는 것은 면접관의 시선을 피하는 행위이다. 시선을 피하게 되면 자신감이 없어 보이고 준비되지 않은 느낌을 줄 수 있어 말하는 사람에 대한 신뢰도도 줄어들기 때문이다.

말할 때 본인도 모르게 무의식적으로 시선을 잠깐씩 돌리거나 눈동자를 굴리는 행위도 주의해야 한다. 시선이 바닥으로 향하면 면접에 집중하지 않는다는 느낌을 줄 수 있고, 천장을 향하면 외운 답변을 말하는 듯한 인위적인 느낌을 줄 수 있기 때문이다. 눈동자를 굴려 시선이 흔들려도 불안한 느낌을 줄 수 있어 시선 처리에 주의해야 한다.

그렇다고 눈을 부릅뜨고 힘을 줘 면접관을 뚫어져라 보라는 것은 아니다. 자연스러운 아이 콘택트를 하라는 말이지, 면접관을 부담스럽게 노려보라는 말이 아니기 때문이다. 사전에 모의 면접 등을 통해 자연스럽게 시선을 처리하는 훈련이 필요하다. 비대면 화상 면접 시에 시선 처리는 카메라 렌즈를 바라보기만 하면 된다.

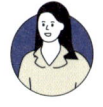 **면접관이 여러 명일 때는 시선 처리를 어떻게 해야 하나요?**

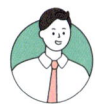 면접관이 여러 명일 때는 상황에 따라 시선 처리를 달리해야 한다. 먼저, 내가 질문을 받아 답변을 할 경우에는 질문을 한 면접관 위주로 아이 콘택트를 해야 한다.

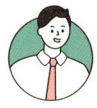 하지만 질문을 하지 않은 면접관에게도 시선을 교환하며 그들과도 함께 의사소통하고 있다는 느낌을 전달해야 한다. 답변의 시작과 끝은 나에게 질문을 한 면접관에게 시선을 두는 것이 좋다.

정리하자면 나에게 질문한 면접관에게 시선 교환의 가장 많은 비중을 할애하고, 주변에 있는 면접관과도 번갈아 가며 시선을 교환해야 한다. 답변이 끝나고도 면접관 한 명만을 바라보기보다는 앞에 있는 면접관들을 자연스럽게 둘러보며 면접관과 아이 콘택트를 유지하는 것이 좋다.

● 복장(면접정장)

단정하고 깔끔한 면접 복장은 신뢰감을 주는 첫인상의 시작이다. 체형이 강조되는 너무 꽉 맞는 사이즈는 부담스러울 수 있고, 반대로 너무 커서 헐렁헐렁하게 입으면 어눌한 이미지를 줄 수 있다. 그래서 면접 복장은 자신의 몸에 잘 맞는 사이즈를 선택해야 한다. 면접 복장은 기본적으로 흰색 블라우스나 셔츠에 블랙, 네이비 등 단색 정장이 가장 무난하다. 광택이 심한 소재나 무늬가 있는 소재는 피하는 것이 좋다.

- 블라우스 및 셔츠

블라우스 및 셔츠를 고를 때는 자신의 얼굴형에 따라 목 칼라 모양을 선택하는 것이 좋다. 각진 얼굴 형태의 지원자는 끝이 둥근 라운드 칼라를 선택하면 얼굴선을 부드럽게 보이게 할 수 있다. 둥근 얼굴 형태는 끝이 뾰족한 칼라를 선택하면 지적이고 날렵해 보이는 이미지를 연출할 수 있다. 셔츠나 블라우스의 색상은 깔끔한 이미지를 줄 수 있는 흰색이 가장 무난하다.

- 치마

키가 상대적으로 작다면 H라인보다는 A라인 디자인의 치마를 선택해야 다리가 길어 보이는 효과를 얻을 수 있다. 면접용 치마의 적당한 길이는 보통 무릎을 살짝 덮는 길이가 좋다. 치마가 너무 길면 다리가 짧아 보일 수 있고, 반대로 너무 짧으면 앉았을 때 민망한 상황이 발생할 수 있다. 면접의 대부분은 앉아서 진행하기 때문에 치마를 선택할 때 꼭 앉아 보고 불편함이 없는지 확인해 봐야 한다.

- 구두

여성 지원자의 구두는 어두운 계열이나 블랙 색상이 가장 무난하다. 굽의 높이는 키가 작다면 최대 7~8cm의 높은 굽을 선택해 보완하는 편이 좋고, 반대로 키가 큰 편이라면 5cm 전후로 굽이 낮은 구두를 선택하는 것이 현명하다. 키가 아무리 작아도 10cm를 넘어가는 킬힐은 추천하지 않는다. 평소 신지 않던 높은 굽의 구두를 신으면 걷는 것이 익숙하지 않을 수 있기 때문에 면접 전에 미리 구두를 신고 걸어 보며 익숙해지는 것이 좋다.

남성 지원자는 복장과 잘 어울리는 어두운 색상의 구두로 깔끔한 이미지를 연출하는 것을 추천한다.

- 넥타이 & 양말

남성 지원자의 넥타이는 다양한 색이나 화려한 패턴의 디자인보다는 단색 혹은 스트라이프 패턴의 심플한 넥타이를 선택하는 것이 현명하다. 폭이 좁은 넥타이는 가벼운 이미지를 줄 수 있어 피하는 것이 좋다. 지원 회사나 병원의 상징적인 색을 활용하는 방법도 자신을 어필하는 데 효과적일 수 있다.

정장에는 검정색처럼 어두운 계열의 정장용 양말을 착용하는 것이 무난하다. 면접의 대부분은 의자에 앉아서 진행되기 때문에 의자에 앉았을 때 발목이 보이지 않는 것이 좋다. 밝은 색상이나 화려한 패턴이 있는 양말 그리고 발목이 보이는 발목 양말은 피해야 한다.

- 안경

가급적 면접에서 안경은 착용하지 않는 것이 좋다. 대부분의 경우 안경을 착용한 것보다 콘택트 렌즈를 활용하여 맨얼굴로 면접을 보는 것이 훨씬 깔끔한 이미지를 심어 줄 수 있다. 정말로 안경이 잘 어울리는 이미지가 아닌 이상, 남녀 모두 면접에서 안경은 쓰는 것은 추천하지 않는다.

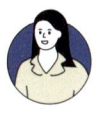 **면접용 정장을 꼭 사야 할까요?**

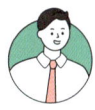 사실 여유가 된다면 좋은 정장 한 벌 정도는 가지고 있는 것이 좋다. 다만, 면접을 위해 굳이 비싼 정장을 살 필요는 없다. 시중에 가성비 좋은 면접용 정장도 많고, 심지어 청년 구직자를 대상으로 면접 복장을 무료로 대여해 주는 서비스도 많으니 찾아보고 꼭 활용해 보길 바란다.

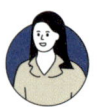 **정장은 무조건 검정색만 입어야 하나요?**

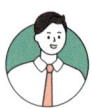 면접용 정장을 선택함에 있어 블랙 색상은 세련되고 전문적인 이미지를 연출할 수 있어 가장 선호되는 색상이다. 다만, 요즘은 차분한 느낌과 신뢰감을 주는 색상인 네이비, 차콜 등을 선택하는 지원자도 늘고 있다. 간혹 흰색처럼 밝은 색상을 선택하는 경우도 있지만 자칫하면 너무 튀어 보일 수 있어 크게 추천하지는 않는다.

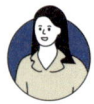 **면접 때 스타킹은 어떤 색상을 신는 것이 좋나요?**

 면접용 스타킹은 살색을 신는 것이 가장 깔끔하고 무난하다. 검정색이나 불투명한 재질의 스타킹은 피하는 것이 좋다.

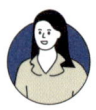 **액세서리는 착용하지 않는 것이 좋을까요?**

 팔찌, 반지 등 액세서리는 가급적이면 착용하지 않는 것이 좋다. 작고 심플한 디자인의 손목시계, 귀에 붙는 형태의 귀걸이 등 단정하고 깔끔한 이미지를 줄 수 있는 액세서리 정도만 활용하는 것을 추천한다. 크고 화려한 액세서리는 면접에서 절대적으로 지양하는 것이 좋다.

• 헤어

면접 머리는 기본적으로 신뢰감 있는 이미지를 줄 수 있도록 이마와 귀를 보이게 정리하는 것이 일반적이다. 밝은 색상의 염색이나 심한 웨이브는 피하는 것이 좋다. 면접을 위해 본인에게 가장 어울리는 머리를 선택해 깔끔하고 단정한 느낌을 줄 수 있어야 한다. 남성 지원자도 마찬가지로 이마와 귀를 보이게 하고 왁스나 스프레이를 이용해 깔끔하게 정리하는 것이 면접에서 단정한 이미지를 연출할 수 있다. 수염을 기르거나 면도를 제대로 하지 않으면 지저분한 느낌을 줄 수 있어 수염은 깔끔하게 정돈하는 것이 좋다.

- **짧은 머리:**

짧은 단발머리는 양 귀가 보이게 머리를 넘기고 머리끝이 뻗치지 않도록 정리하는 것이 좋다. 머리가 짧아도 묶이는 길이라면 올림머리를 하고 깔끔하게 묶는 방법을 추천한다. 머리를 다 묶는 것이 잘 안 어울리거나 부담스럽다면 반묶음을 하는 것도 한 방법이다.

- **긴 머리:**

긴 머리는 머리망을 이용해 단정하게 정리하는 것이 좋다. 흔히 승무원 머리라고 하는 업스타일 헤어는 깔끔한 이미지를 줄 수 있어 면접에서 많이 선호하는 편이다. 잔머리가 삐치거나 옆머리가 흘러내리는 것을 방지하기 위해 헤어스타일링 시 실핀을 이용하는 것이 좋다.

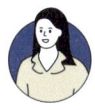

앞머리를 꼭 올려야 하나요?

앞머리를 올리면 이마와 눈썹이 보이면서 신뢰를 주는 이미지를 연출할 수 있어 면접자 대부분은 앞머리를 올린다. 올림머리가 어울리지 않는 경우에는 앞머리를 내려도 무방하다. 다만, 이때도 앞머리를 가지런히 넘기는 등 눈썹은 꼭 보이게 연출하는 것이 좋다.

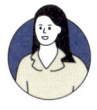

염색을 했는데 괜찮을까요?

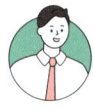

면접에서 무조건 염색을 하면 안 되는 건 아니다. 다만 짙은 갈색, 검정색 등 자연스럽고 어두운 색상이 아닌 밝은 갈색이나 붉은색 등 밝은 색상의 염색은 지양하는 것이 좋다.

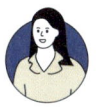

파마머리를 했는데 풀어야 할까요?

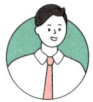

파마머리라도 머리를 깔끔하게 묶어 정돈할 수 있다면 크게 상관없다. 다만, 웨이브가 심한 경우라면 단정한 느낌을 위해 머리를 펴서 스타일링하는 것을 추천한다.

- **이것만은 꼭! 면접 복장 체크리스트**

  - 남성 지원자

  ☐ 정장이 너무 크거나 작지 않고 체형에 잘 맞는가?

  ☐ 정장의 색은 블랙, 네이비 등 어두운 단색 계열인가?

  ☐ 정장과 셔츠에 주름은 없는가?

  ☐ 깔끔한 흰색 셔츠를 착용했는가?

  ☐ 패턴이 너무 화려하거나 폭이 좁은 넥타이를 하진 않았는가?

  ☐ 구두는 복장과 어울리는 검정 혹은 갈색의 어두운 계열인가?

  ☐ 앉았을 때 맨 발목이 보이지 않도록 어두운 계열의 정장 양말을 착용했는가?

  ☐ 너무 밝은 색상의 염색을 했거나 헤어 웨이브가 과하진 않는가?

  ☐ 왁스와 스프레이를 이용해 깔끔하고 단정하게 머리를 정리했는가?

  ☐ 앞머리가 이마와 귀를 가리진 않았는가?

  ☐ 콘택트렌즈를 착용했는가? (평소 안경을 착용하는 경우)

  ☐ 깔끔하게 면도를 했는가?

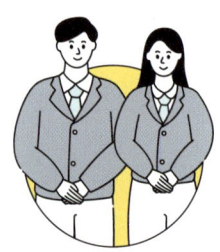

• 이것만은 꼭! 면접 복장 체크리스트

- 여성 지원자

- ☐ 정장이 너무 크거나 작지 않고 체형에 잘 맞는가?
- ☐ 정장의 색은 블랙, 네이비 등 어두운 단색 계열인가?
- ☐ 정장과 셔츠에 주름은 없는가?
- ☐ 깔끔한 흰색 셔츠 혹은 블라우스를 착용했는가?
- ☐ 치마의 길이가 너무 짧거나 길지 않는가?
- ☐ 앉았을 때 치마가 너무 꽉 끼거나 짧게 말려 올라가지 않는가?
- ☐ 무늬가 없는 살색 스타킹을 착용했는가?
- ☐ 구두는 복장과 어울리는 블랙 색상의 단정한 디자인인가?
- ☐ 구두를 신고 자연스럽게 걸을 수 있는가?
- ☐ 지원자의 키에 맞는 적절한 굽의 구두를 신었는가?
- ☐ 헤어스타일은 잔머리가 나오지 않게 깔끔하게 연출했는가?
- ☐ 너무 밝은 색상의 염색을 했거나 헤어 웨이브가 과하진 않는가?
- ☐ 앞머리가 이마와 귀를 가리진 않았는가?
- ☐ 콘택트렌즈를 착용했는가? (평소 안경을 착용하는 경우)
- ☐ 색조 화장이 너무 과하지 않게 자연스러운 메이크업을 했는가?
- ☐ 너무 화려하거나 과한 액세서리(시계, 반지, 목걸이)를 착용하진 않았는가?

● 몸동작

우리의 행동은 우리의 의식을 반영한다. 긴장하게 되면 자신도 모르게 다양한 형태의 행동이 나온다. 불안하게 손을 계속 만지거나 손톱을 뜯거나 다리를 떠는 행위가 대표적이다. 얼굴이나 머리카락, 귀, 옷 등을 자주 만지는 것도 마찬가지이다. 이러한 행동을 하면 자신감이 없어 보이고 산만한 이미지를 줄 수 있어 주의해야 한다.

문제는 이런 행동은 평소에는 잘 나타나지 않는다는 점이다. 그래서 모의 면접 등 실전과 같이 긴장되는 상황에서 자신이 어떤 안 좋은 습관이 있는지를 파악할 필요가 있다. 가장 좋은 방법은 면접 과정을 녹화해 긴장 상태에서 무의식적으로 나타나는 악습관을 고치는 것이다. 문제 행동을 파악하고 의식적으로 그 행동을 하지 않으려는 훈련이 필요하다.

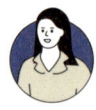

답변할 때 제스처를 사용하는 것이 좋을까요?

적절한 제스처를 사용한다면 내가 말하고자 하는 메시지를 더욱 효과적으로 전달할 수 있다. 하지만 자연스럽지 못한 과도한 제스처는 오히려 주의를 산만하게 하고 지원자의 발언에 집중할 수 없게 한다. 평소 자연스러운 제스처 사용에 익숙하지 않다면 굳이 어색하게 손동작을 동원해 제스처를 할 필요는 없다. 부자연스러운 제스처를 무리해서 사용하는 것은 오히려 역효과를 낳을 수 있다.

• 자세

- 앉은 자세

의자에 앉을 때는 엉덩이를 깊숙이 의자 끝까지 밀어 넣고 허리는 90도로 꼿꼿이 세워야 한다. 이때 주의할 점은 등받이에 등을 완전히 기대지 않고 약간의 공간을 둬야 한다. 발 모양은 남자는 어깨너비만큼 벌리고 무릎을 띄워 11자로 유지하고, 여자는 무릎을 붙이고 가지런히 다리를 모으는 것이 좋다. 손의 위치는 남자는 살짝 주먹을 쥔 상태로 허벅지 위에 두고, 여자는 오른손을 위로 가게 포갠 후 두 손을 모은 상태로 무릎 위에 올려놓는 걸 추천한다. 턱은 살짝 당겨 주고 가슴과 어깨는 펴고 자신감 있는 당당한 모습을 보이는 것이 좋다.

면접이 진행될수록 긴장이 풀리며 허리를 등받이에 기대고 가슴과 어깨가 움츠려 드는 등 자세가 조금씩 흐트러질 수 있기 때문에 면접 중에는 의식적으로 바른 자세를 유지하도록 해야 한다. 면접자의 자세는 곧 그 사람에 대한 이미지로 이어지기 때문에 의자에 앉자마자 의식하지 않아도 바른 자세가 갖춰질 수 있도록 사전에 연습하는 것이 좋다.

• 앉은 자세의 올바른 예시

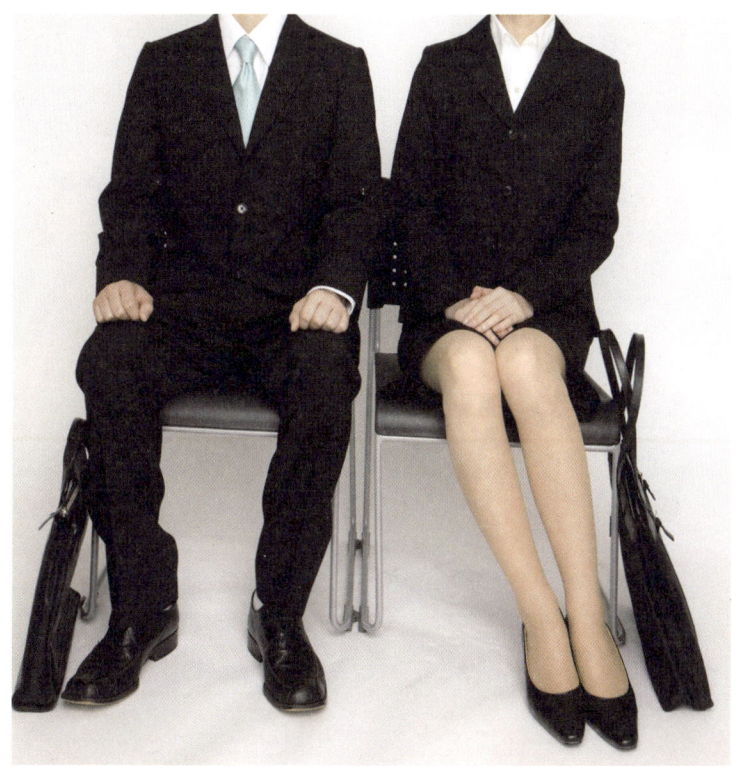

• 앉은 자세의 바르지 못한 예시

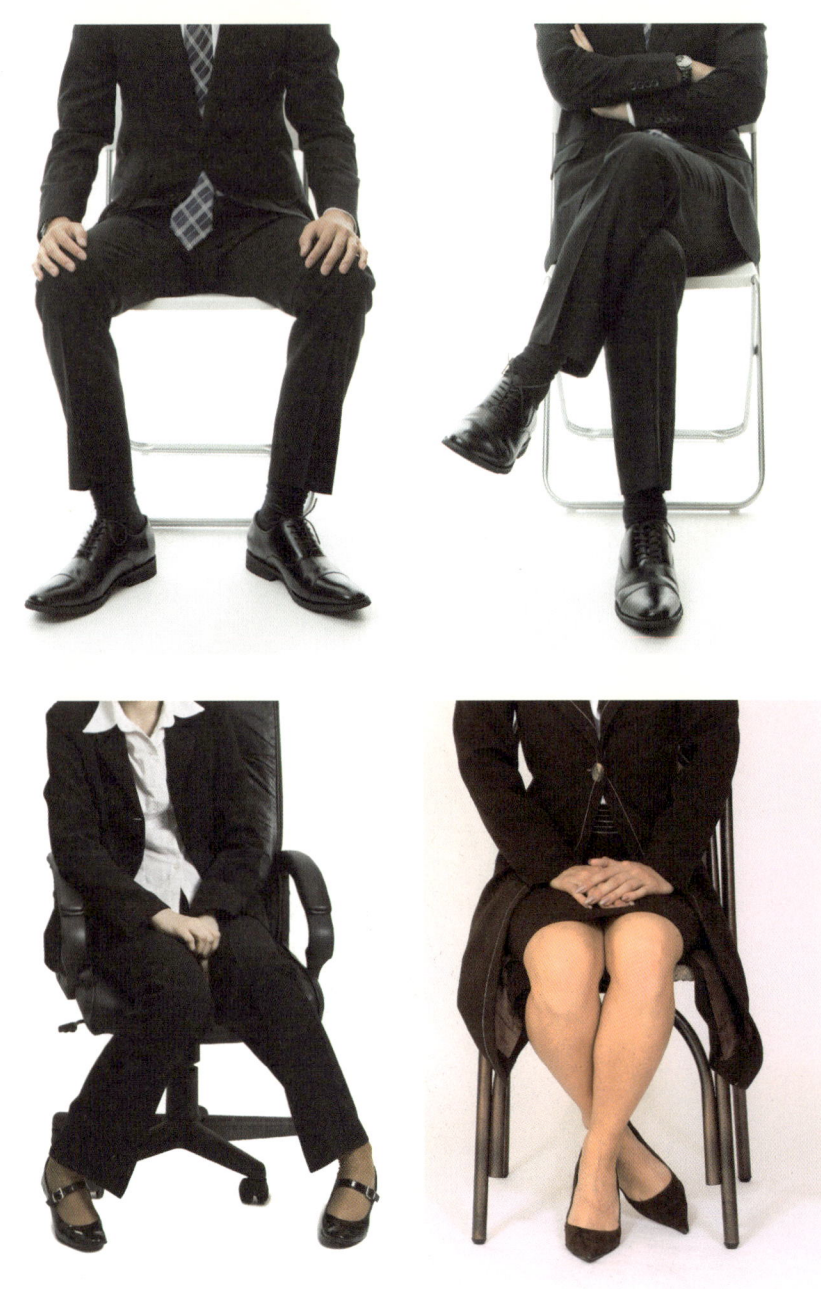

- 선 자세

의의자에 착석하기 전 제자리에 서 있는 자세에서 남자는 어깨와 가슴을 당당히 펴고 가볍게 주먹을 쥔 상태로 팔은 자연스럽게 내려 허벅지의 옆에 위치시킨다. 무게중심은 양발에 두고 발은 붙이는 것이 좋다. 여자도 마찬가지로 어깨와 가슴을 펴고 무릎과 다리는 가지런히 모으고 뒤꿈치는 붙인다. 오른손을 위로 위치시킨 후 포개어 배꼽 위에 놓는다. 이를 면접에서 공수 자세라고 한다.

공수 자세를 할 때는 양 팔꿈치는 뒤로 빼기보다는 살짝 앞으로 향하는 것이 안정감과 신뢰감을 줄 수 있다. 서 있을 때는 무게중심이 한쪽으로 쏠리면 짝다리를 짚는 것처럼 보일 수 있어 양쪽 발에 무게중심을 고루 나눠주는 것이 좋다.

· 올바른 공수 자세와 바르지 못한 공수 자세의 예시

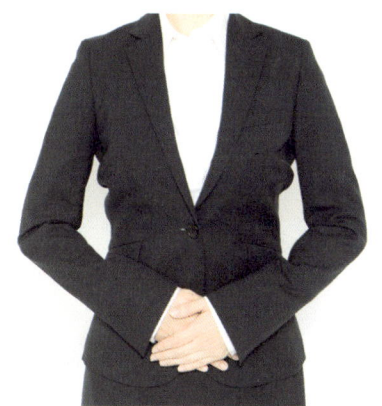 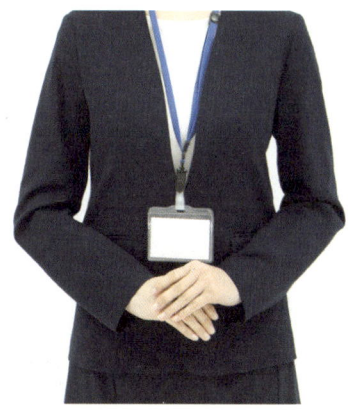

올바른 공수 자세
올바른 공수 손 모양과
어깨, 팔 모양

바르지 못한 공수 자세
힘없는 팔과 굽은 어깨
가지런하지 못한 공수

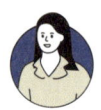 **면접장에 들어가서 인사는 어떻게 하면 되나요?**

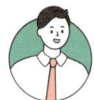 인사는 면접관에게 면접자의 첫인상을 결정짓는 가장 중요한 시작이 된다. 인사는 보통 면접의 시작과 끝에 하며 같은 조의 면접자들과 함께 하기 때문에 대기실에서 미리 맞춰 보기도 한다. 인사를 할 때 시선은 항상 면접관을 바라보며 밝은 미소를 유지해야 좋은 이미지를 심어 줄 수 있다.

보통 다 같이 인사말을 한 후 1초 정도 시간 차를 두고 후 상체를 숙여 인사를 한다. 인사말을 하며 동시에 상체를 숙이지 않도록 미리 연습을 해두는 것이 좋다. 상체를 숙일 때는 일반적으로 45도 정도가 가장 적당하다. 상체를 숙이고 나서도 너무 빠르게 다시 상체를 들기보단 숙인 채로 잠깐 멈춰 시간 차를 두는 것이 좋다. 또한 고개와 상체가 동시에 내려가지 않아 고개만 까딱하거나 다른 곳을 보며 무표정하게 인사하지 않도록 주의해야 한다.

- **인사 자세의 올바른 예시**

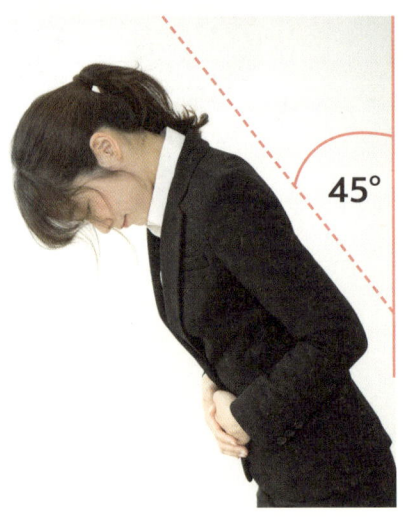 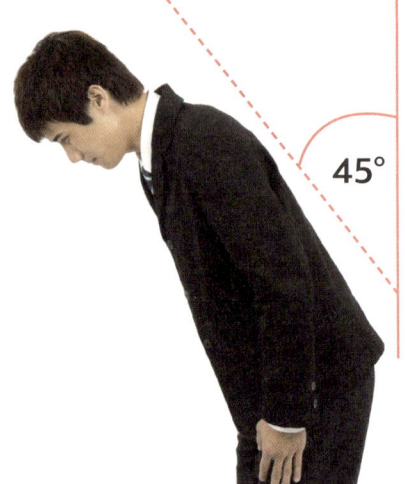

• 표정(미소)

모의 면접을 진행하며 매번 가장 많은 면접자에게 공통적으로 피드백하는 것이 있다. 바로 표정이다. 면접에서 밝은 표정을 짓고 웃어야 한다는 걸 모르는 사람은 없다. 하지만 실제로 면접장에 들어가면 긴장감이 올라가고 얼굴에서 웃음기가 싹 사라진다. 경직된 무표정이나 긴장한 표정을 보고 호감을 느끼는 사람은 없을 것이다.

면접에서 표정은 면접자의 감정을 전달하는 가장 효과적인 도구 중 하나이다. 게다가 미소는 면접관의 경계를 풀어 첫인상을 호감으로 만들어주는 강력한 힘을 지닌다. 단순히 질문에 답변하는 순간만 웃는 것으로는 충분치 않다. 곤란하거나 잘 알지 못하는 질문을 받을지라도 당황하지 말고 미소를 잃지 않아야 한다. 또한 말을 하지 않고 대기할 때도 가볍게 입꼬리를 올려 웃는 얼굴을 만들어야 호감 가는 이미지를 심어줄 수 있다.

면접의 시작부터 끝까지 웃음을 잃지 않도록 평소 자연스럽게 미소 짓는 훈련을 해야 한다. 지원자 대부분이 처음엔 미소를 짓지만, 면접 시간이 길어지면서 긴장이 풀리며 무표정으로 돌아가기 때문이다. 가장 좋은 방법은 거울을 보며 꾸준히 웃는 연습을 하는 것이다. 처음엔 많이 어색하겠지만, 매일 의식적으로 웃는 연습하다 보면 자연스러운 미소와 함께 입꼬리가 올라가 있는 자신을 발견하게 될 것이다.

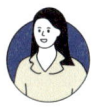 **웃는 연습을 할 때 주의해야 할 점이 있을까요?**

 웃는 것이 중요하지만 억지 미소는 오히려 안 하는 것만 못 하다. 눈만 웃고 입은 웃지 않거나, 입은 웃는데 눈은 웃지 않는 것도 주의해야 한다. 자연스러운 미소는 눈과 입이 함께 웃을 때 완성되기 때문이다. 또한 말을 할 때 미간을 찌푸리거나 인상을 쓰는 습관이 있다면 고쳐야 한다.

● 경청하는 자세

면접에서는 다른 지원자가 말을 할 때도 주의 깊게 집중하고 경청하는 자세를 가져야 한다. 경청을 하는 자세를 보이면 타인의 의견도 존중하는 사람이라는 이미지를 심어 줄 수 있다. 또한 다른 지원자가 틀린 답변을 하면 옆 사람에게 질문을 넘기는 경우도 있어 미리 대비하는 것도 가능하다. 경청할 때는 과도하게 리액션 할 필요는 없다. 다른 지원자가 말을 하고 있다면 그 사람 쪽으로 살짝 고개를 돌려 공감되는 내용에서 가볍게 고개를 끄덕이는 정도면 충분하다.

● 습관적인 말투

- 속도

면접 답변을 할 때 말의 속도는 너무 빠르지도 느리지도 않아야 한다. 말이 너무 느리면 답답하고 어눌한 느낌을 줄 수 있고, 말이 너무 빠르면 성격이 급하고 정신 산만한 이미지를 줄 수 있기 때문이다. 발음이 좋은 사람이라면 말을 빨리해도 듣는 사람이 불편함이 없겠지만, 보통 말을 빨리하면 발음이 뭉개지는 현상이 발생한다. 그래서 본인에게 가장 적당한 말하기 속도를 찾는 것이 중요하다.

자신의 면접 답변을 녹음해 보고 직접 들어보거나 주변 지인에게 들려줘 말의 속도를 객관적으로 평가받는 것도 좋은 방법이다. 면접은 결국 대화이다. 얼마나 빨리 말하는지보다는 얼마나 내 의견이 잘 전달될 수 있을지에 집중해야 한다.

- 발음

발음이 부정확하면 말의 내용을 정확히 알아듣기 힘들어 의사소통에 문제가 발생할 수 있다. 아나운서처럼 발음을 정확하게 할 필요는 없지만, 평소 면접 스크립트를 읽으며 단어와 문장을 정확하게 발음하는 연습을 통해 발음 교정을 해야 한다. 또박또박하고 정확한 발음은 말의 전달력을 높일 수 있기 때문이다.

- 목소리(톤)

목소리는 면접관에게 호감을 줄 수 있는 중요한 청각적 요소 중 하나다. 타고난 목소리는 사람마다 다르지만, 발성과 훈련을 통해 어느 정도 호감형 목소리로 교정할 수 있다. 성우 시험에 지원하는 것이 아니기 때문에 자연스러운 발성으로 듣기 불편하지 않은 정도의 목소리면 충분하다.

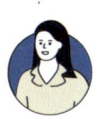
그렇다면 면접 답변은 어느 정도 길이로 해야 할까요?

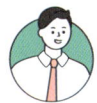
통상적으로 면접 답변은 1분 내외가 가장 적절하다. 짧은 답변은 30초 내외, 긴 답변도 1분 30초를 넘기지 않도록 해야 한다. 답변이 너무 짧으면 성의가 없어 보일 수 있고, 반대로 너무 길면 대화가 아닌 단독 발표가 되기 때문이다. 면접 답변의 길이보다는 면접관이 질문한 의도를 정확히 파악하고 핵심에 대해 답변하는 것이 더 중요하다.

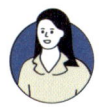
말투에서 주의해야 할 부분이 있다면?

사람마다 말을 할 때 무의식적으로 자주 사용하는 말투나 추임새가 있다. "음… 어… 그게…" 등이 대표적이다. 보통 긴장할 때 더 자주 나타나고 스스로 의식하지 못하고 무의식적으로 쓰는 경우가 많다. 그래서 모의 면접을 진행하며 면접 답변을 녹음해 제3자의 객관적인 평가를 받아 보는 것이 좋다. 이런 불필요한 추임새의 잦은 사용은 의사 전달력을 떨어뜨리기 때문에 면접 전까지 교정이 필요하다.

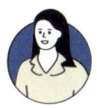
말을 할 때 조금 더 신뢰를 줄 수 있는 팁이 있다면?

이제 막 군대를 전역한 사람이 아닌 이상, 우리는 평소 말을 할 때 '-입니다'보다는 '-요'라는 끝맺음을 자주 사용한다. 예를 들어 "저는 그렇게 생각합니다."라고 하기보다는 "저는 그렇게 생각해요."라는 표현이 더 익숙할 것이다. 하지만 면접장에서는 '-요'라고 말하는 것은 다소 가벼워 보일 수 있기 때문에 '-입니다'로 말을 끝내는 것이 신뢰감을 줄 수 있는 더 적합한 끝맺음이다. 처음엔 어색할 수 있지만, 계속 반복해서 말하다 보면 금방 익숙해질 수 있다.

성량은 너무 크거나 작으면 전달력이 떨어질 수 있어 적당한 성량으로 말해야 한다. 무엇보다 자신감이 드러날 수 있도록 자신의 의견을 말하는 연습이 필요하다. 같은 내용을 말하더라도 소심하게 말하는 사람보단 자신감 있게 내뱉는 사람의 말에서 더 신뢰감을 느끼기 때문이다. 목소리 톤과 성량 등이 부족한 경우에는 복식호흡을 연습하며 발성과 목소리 톤을 면접에 맞게 교정하는 과정이 필요하다.

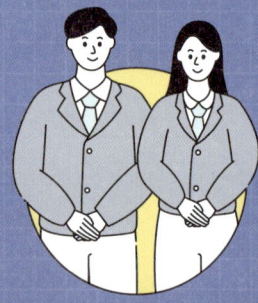

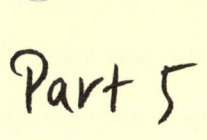

합격률을 높여주는 취업정보

01 간호 및 의료계 정책 최신 이슈 훑어보기

02 전국 45개 주요 상급종합 병원별 채용정보

03 취업시즌 멘탈 관리하기

04 포스트 코로나 시대의 취업&면접 트렌드

간호 및 의료계 정책 최신 이슈 훑어보기

전문간호사 법제화

우리나라 전문간호사제도는 1973년 의사인력의 부족으로 의료접근성을 해결하고자 '분야별 간호사' 제도가 처음 도입되었다. 총 13개 분야로 감염관리, 산업, 응급, 노인, 중환자, 호스피스, 종양, 임상, 아동전문간호사가 있고, 2021년에는 총 408명의 전문간호사가 배출되었다. 하지만 전문간호사가 도입 후 약 40년이 지난 지금까지 전문간호사의 역할과 업무범위가 규정되지 않아서 법제화에 대한 이슈가 뜨거웠다.

국회는 지난 2020년 3월까지 전문간호사의 업무 범위를 입법하도록 의료법에 명시하고, 보건복지부는 '전문간호사 자격인정 등에 관한 규칙 일부 개정(안)'을 마련해 입법예고를 했다. 하지만 의사협회, 응급구조사협회 등 다양한 단체에서 법안 전면 반대를 해서 찬반의견이 뜨거웠고, 아직까지도 명확한 해결책은 제시되지 않은 상황이다.

보건의료노조, 의정부을지대병원 신규간호사 사망 진상촉구 나서

2021년 11월 16일 의정부을지대병원 23세 신규 간호사가 숨진 채 발견돼 병원 내 '태움' 논란이 불거진 사건이 있었다. 유가족들은 직장 내 괴롭힘을 당해 A씨가 극단적인 선택을 했다고 주장하며 선배 간호사 2명을 경찰에 고소했고, 조사 결과 선배 간호사가 멱살을 잡고 동료들 앞에서 질책, 모욕한 상황이 파악됐다. 고용노동부는 병원의 간호사 연장근로나 강제근로 등 부당근로 여부에 대한 조사를 진행하고, 전국보건의료산업노동조합은 이 사건과 관련해 책임자 처벌과 특별근로감독을 요구한 바 있다.

김주연 기자, 보건의료노조, 의정부을지대병원 신규간호사 사망 진상촉구 나서, 청년의사

'간호법 제정' 청와대 국민 청원 동의 20만 명 돌파

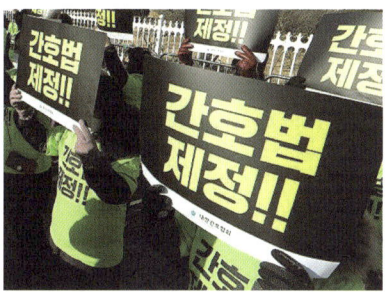

간호법 제정을 촉구하는 간호 대학생의 청와대 국민 청원에 동의한 국민이 20만 명을 넘어섰다. 청와대 국민 청원에 2022년 1월 3일 올라온 "저는 국민 옆에 남고 싶은 간호사입니다. 간호법 제정이 필요합니다." 글에는 1월 10일 기준 약 20만 명이 동의했다.

한편 지난 여·야 3당이 발의한 '간호법안'은 공청회를 거쳐 법안 소위에 상정됐고 의원들이 간호법 제정에 공감대를 형성하면서 계속 '심사 상태'에 있다. 그러나 21년 12월 9일로 정기국회가 끝났고 회기 내 처리가 어려워졌다. 간호법 제정 촉구 1인 및 릴레이 시위는 간호사와 간호대학생들의 자발적 참여로 지난해 12월10일 시작된 이후 눈·비 등 날씨에 상관없이 휴일을 제외하고 하루도 빠지지 않고 진행되었다.

대한간호협회 신영림 회장은 "여·야 3당은 지난 총선 때 간호법 제정을 추진하겠다는 대한간호협회와의 정책 협약과 약속을 지켜달라"며 "불법진료의 주범은 간호법이 아니라 절대적인 의사 수 부족에 있다. 국민의 생명과 건강을 지키기 위한 간호법 제정의 그 날까지 포기하지 않고 힘써 싸울 것"이라고 말했다.

지금까진 의료법에 따라 간호사의 역할과 처우를 규율 해왔지만 간호 영역을 체계적으로 포괄하지 못한다는 비판이 제기돼 왔다. 현재 의료법에는 의사·치과의사·한의사·간호사·조산사 등 5대 의료인 관련 법 조항이 하나로 묶여 있는데 미국·영국·독일·일본 등 세계 90개국은 독자적인 간호법을 갖고 있다. 간호법의 주요 내용으로는 간호사의 업무 범위 명확화, 적정한 노동시간의 확보, 환자의 안전을 위한 적정한 간호사 확보와 배치 등이 포함 돼 있다.

임수민 기자, 간호법 청와대 국민청원 20만명 돌파, 데일리메디

4월부터 '간호사 교대제 개선 시범사업' 시작

간호사들의 열악한 근무환경을 개선해 이직률 등을 낮추기 위한 '간호사 교대제 개선 시범사업'이 4월부터 시작된다. 복지부는 건강보험정책심의위원회에서 이 같은 내용을 담은 '간호사 교대제 개선 시범사업 추진방안'을 보고했다. 구체적인 인력배치 기준도 공개했다.

이에 따라 시범사업 참여 병동별 간호사 수의 10% 이상을 야간 전담간호사로, 대체 간호사는 2개 병동당 1명, 지원 간호사는 시범사업 참여 병동당 1명을 배치해야 한다. 시범사업 기준에 맞춘 간호사 배치 후 의료기관 간호등급은 사업 시행 이전과 동일하거나 상향돼야 한다. 이에 따른 지원은 대체 간호사는 1인당 연간 4,200만 원, 지원 간호사는 1인당 연간 3,400만 원 수준으로 각각 지원한다.

곽성순 기자, 4월부터 '간호사 교대제 개선 시범사업' 시작, 청년의사

확진된 의사와 간호사, 3일 격리하고 검사 없이 근무 가능

중앙사고수습본부는 의료진의 집단감염 등 비상 상황이 오면 확진된 의료진은 3일만 격리하고 다시 일할 수 있도록 '병원 내 의료진 감염 대비 병원 업무 연속성 계획(BCP) 지침'을 바꿨다고 밝혔다. 접종을 완료한 의료진은 코로나19에 감염됐더라도 증상이 없으면 검체 채취일로부터 3일만 격리하고 근무할 수 있다.

하지만 현장에서는 비판하는 목소리도 나오고 있다. 앞서 민주노총 공공운수노조 의료연대본부는 "땜질식 코로나19 처방에 의료인력만 죽어난다"라며 "코로나19 전파 위험을 무시한 채 현장에 복귀하라는 정부 지침을 규탄한다"라고 밝혔다.

성화선 기자, 확진된 의사와 간호사, 3일 격리하고 검사 없이 근무 가능, JTBC 뉴스

신포괄수가제

신포괄수가제는 환자의 입원 기간에 발생한 입원료와 처치료, 검사료, 약제비 등을 미리 포괄수가에 포함해 정해진 금액대로 지불하고, 의사의 수술이나 시술 등은 행위별 수가로 별도 보상하는 복합 수가 제도다. 기존의 포괄수가제에 행위별 수가제 성격을 반영했고, 더 많은 환자가 혜택을 받을 수 있도록 제정한 것이다. 신포괄수가제는 7개 질병군으로 시작돼 지금까지 567개 질병군, 98개 의료기관으로 점차 확대 운영되고 있다. 2019년부터는 4대 중증질환인 암과 뇌, 심장, 희귀난치성 질환까지 포함됐다.

02 전국 45개 주요 상급종합 병원별 채용정보

가천대길병원

병상수	1,450병상	위치	인천광역시 남동구 남동대로 774번길 21-0
미션	최고의 간호를 실현하는 고객 중심의 간호본부		
비전	- 신뢰받는 고객중심의 간호체계 확립 - 업무표준화를 통한 안전간호 실현 - 연구를 통한 근거기반 간호 - 지역사회와 상호협력하며 질병예방과 건강증진을 위해 노력 - 길병원 문화 창조와 발전을 위해 선도적인 역할 담당		
핵심가치	안전간호, 소통간호, 전문간호, 감동간호, 경영간호		

최근 이슈

- **가천대 길병원 호흡기 공공전문진료센터, 복지부 장관상 수상**
  - 호흡기 공공전문진료센터는 호흡기질환의 연구역량 강화 및 환자 중심의 다학제 진료체계를 바탕으로 원스톱 서비스, 전문화, 특성화 서비스를 제공하며 호흡기 질환 예방과 치료에 주력하고 있음
  - 중환자실 집중 치료가 필요한 코로나19 중증 감염 환자의 치료를 전담

- **가천대 길병원 모바일앱 서비스 오픈**
  - 휴대폰으로 예약부터 진료비 수납까지 한번에 해결할 수 있는 환자용 모바일앱 서비스 오픈
  - 모바일앱은 외래, 입원 등 환자들이 병원을 이용할 때 필요한 각종 절차를 앱을 통해 손쉽게 해결하게 해 병원 이용을 더욱 빠르고 편리하게 도우며, 병원 이용 과정에서 필요한 수납, 대기 등도 앱을 이용하면 비대면으로 가능하기 때문에 코로나19 시대에 큰 장점

강릉아산병원

병상수	804병상	위치	강원도 강릉시 사천면 방동길 38
미션	행복과 성장을 추구하는 간호부		
비전	- 고객이 간호받고 싶어하는 간호부 - 간호사가 행복하게 일하는 간호부 - 기본과 원칙에 충실한 간호부		
핵심가치	- 사람을 중시하는 경영 - 고객을 우선하는 경영 - 원칙과 기본에 충실한 경영 - 혁신을 추구하는 경영		

최근 이슈

- **강릉아산병원 건강의학센터, AI 의료 영상분석 보조 시스템 도입**
  - 강릉아산병원 건강의학센터가 AI 기술을 이용한 의료 영상분석 시스템을 강원 영동 지역 최초 도입해 운영을 시작
  - 건강의학센터는 건강검진 시 촬영한 흉부 엑스선과 유방 엑스선 영상 판독에 AI기반 영상분석 시스템을 적용해 의료진을 도와 건강검진 수검자들의 폐암과 유방암의 조기 진단 과 정확도를 높여오고 있음
  - 이번에 도입된 AI는 엑스선을 촬영하면 자동으로 질병이 의심되는 부위를 찾아주는 영상분석 보조시스템

강북삼성병원

병상수	700병상	위치	서울특별시 종로구 새문안로 29 (평동)
미션	With 간호, 조직문화혁신, 인재육성, 환자안전활동		
비전	환자 중심 간호로 토탈 헬스케어 실현		
핵심가치	동행, 공정, 탁월, 안전		

최근 이슈

- **ESG 추진 "시대의 트렌드와 사회의 요구에 부합하는 병원이 되도록 최선을 다하겠다. 나아가 사회에 공헌하고 사랑받는 병원이 되겠다."**
  - ESG(Environmental, Social and Governance)란?
    기업 활동에 친환경, 사회적 책임 경영, 지배구조 개선 등 투명 경영을 고려해야 지속 가능한 발전을 할 수 있다는 철학을 담고 있음

건국대병원

병상수	844병상	병원 등급	서울특별시 광진구 능동로 120-1 (화양동)
미션	인간존중과 구료제민의 정신을 바탕으로 소통과 협력을 통하여 최상의 간호를 실현함으로써 인류의 건강과 행복한 삶에 기여한다.		
비전	1. 기본에 충실한 신뢰받는 간호부 2. 최상의 간호를 실현하는 간호부 3. 소통과 협력으로 함께 행복한 간호부		
핵심가치	전문성, 신속, 상호협력, 소통, 상호존중, 신뢰		

최근 이슈

- **'극희귀질환 등 산정특례 진단요양기관' 선정**
  - 지난 2월부터 희귀질환클리닉을 개설해 난치성 뇌전증, 특발성 폐섬유증, 가족아밀로이드 신경병, 류마티스 극희귀질환 등 중증 난치 질환자의 진단 및 치료를 활성화하기 위해 노력했으며, 2022년 1월 1일부터 극희귀질환에 대한 진단, 치료, 산정특례를 신청할 수 있 는 진단요양기관으로 선정

- **'극희귀질환 등 산정특례 진단요양기관' 선정**
  - 코로나 19로 혈액수급이 어렵다는 소식에 환자를 위한 나눔을 기꺼이 실천하고자 진행

경북대병원

병상수	912병상	위치	대구광역시 중구 동덕로 130 (삼덕동2가)
미션	사랑과 신뢰로 고객을 감동시키고 전문간호를 실현하여 인류의 건강한 삶에 기여		
비전	인간존중간호 실천		
핵심가치	간호의 질 향상, 인간존중 전인간호, 조직문화 활성화		

경북대병원(칠곡)

병상수	859병상	위치	대구광역시 북구 호국로 807 (학정동)
미션	환자중심의 간호서비스와 전인간호 실천에 앞장선다		
비전	최고의 경쟁력을 갖춘 간호부, 소통하는 간호부		
핵심가치	간호 전문성 강화, 환자친화적인 환경조성, 소통과 협력의 조직문화 형성		

최근 이슈

- **경북대병원, '공공보건의료 협력체계 구축' 위한 심포지엄 열어**
  - 경북대병원장은 "이번 행사를 통해 대구 공공보건의료 발전을 위해 노력한 성과를 되돌아보는 좋은 기회가 되었다"면서 "앞으로도 협의체와의 끊임없는 협력을 통해 지역 공공 보건의료 사업 발전에 기여하는 권역 책임의료기관이 되겠다"고 전함

- **칠곡경북대병원, '감염병 전문병원 선정' 기념 심포지엄 성료**
  - 이번 심포지엄은 '권역 감염병 관리체계 구축 및 권역 감염병 전문병원의 역할'을 주제 로, 감염병 전문병원으로 지정된 칠곡경북대병원이 유사시 지역 의료기관의 컨트롤타워 역 할을 어떻게 할 것인지 등에 대한 열띤 토론이 이어짐
  - 칠곡경북대학교병원장은 "칠곡경북대병원은 권역 책임의료기관으로서 현재 처한 코로나 19 국가 재난 사태를 극복하고, 미래에 도래할 수 있는 감염병에도 슬기롭게 대처할 수 있도록 하겠다"고 전함

경상대병원

병상수	893병상	위치	경상남도 진주시 강남로 79 (칠암동)
미션	경상국립대학교병원은 최상의 교육, 연구와 진료를 통해 지역의 건강한 삶을 책임진다.		
비전	- 전문성과 인성을 겸비한 인재를 양성하는 병원 - 의생명연구 역량 강화로 초고령사회를 준비하는 병원 - 환자중심 진료로 신뢰받는 병원 - 공공보건의료를 선도하는 병원		
핵심가치	사회적 책임, 도전, 배려, 공감, 신뢰, 청렴		

최근 이슈

- **경상대병원, 의료분야 마이데이터 실증서비스 수행기관 선정**
  - 마이데이터란 의료, 공공 등 각 분야에서 확대 개방되는 개인데이터를 활용하여 산재된 개인 데이터를 모아보고 일상 생활에서 편의를 체감할 수 있도록 하는 과학기술정보통신부 의 주요 사업
  - 의료분야 마이데이터 사업으로는 보건복지부의 '마이 헬스웨이(My Healthway, 의료분야 마이데이터) 도입 방안'에 따라 순차적으로 개방되는 공공건강·병원의료·개인건강 데이터를 활용해 국민 편익을 증진해 나갈 수 있는 서비스가 선정
  - 경상대병원은 의료분야 마이데이터 사업 중 중·대형병원 환자 의료데이터를 표준화 및 통합해 '마이헬스링크' 플랫폼을 구축하고 개인 통합 의료데이터를 의료진 및 활용기관 등 제3자에게 중개하는 '마이헬스링크' 플랫폼을 통한 건강관리 올인원서비스에 참여
  - 병원장은 "동의한 개인 의료정보 공유를 통해 의료 편의 도모와 궁극적으로 국민건강 증진 및 의료서비스 혁신에 기여토록 적극 노력하겠다"고 밝힘

경희대병원

병상수	851병상	위치	서울특별시 동대문구 경희대로 23 (회기동)
미션	창의적 도전으로 의생명과학의 미래를 선도하고, 인류 건강증진에 기여한다.		
비전	소통과 융합으로 의료의 미래를 창조하는 병원		
핵심가치	창조적 도전, 열린 마음, 합리적 성찰, 탁월한 성취		

최근 이슈

- **경희대병원 연구진, '성인 척추변형' 혁신적인 치료기준 발표**
  - 고령화 사회 진입과 평균 기대수명 증가로 척추질환에 대한 관심이 높아지고 있는 가운데, 경희대병원 연구진이 고령층에 대한 '성인 척추변형'의 이상적인 치료기준을 제시하는 연구를 진행
  - 정형외과 척추팀은 60세 이상 고령 환자의 척추변형수술에 적절하고 이상적인 치료기준 에 대한 연구를 진행해 연구 결과를 척추분야 SCI급 국제 학술지인 척추학회지(Spine Journal) 12월호에 게재

- **경희대병원 이승현 교수, 2021 대한폐암학회 최우수 발표상 수상**
  - 경희대병원 호흡기알레르기내과 이승현 교수가 2021 대한폐암학회 국제학술대회에서 최우수 발표상을 수상
  - 이승현 교수는 "이번 연구를 통해 Romo1이라는 단백질이 조직에서 과발현된 환자를 살펴보니 상대적으로 치료반응이 좋지 않고 조기에 질병이 진행돼 생존기간이 짧다는 결과 를 확인했다"며 "이는 해당 환자에 있어 단독 표적치료가 아닌 병합치료와 같은 치료효과 를 더욱 높일 수 있는 다른 치료전략이 필요할 수 있음을 시사한다"고 전함

계명대동산병원

병상수	1,012병상	위치	대구광역시 달서구 달구벌대로 1035 (신당동)
미션	그리스도의 사랑으로 고품격 전인간호를 실천하여 고객의 건강과 행복에 기여한다.		
비전	- 표준과 원칙에 충실한 간호실무를 수행하는 간호부 - 교육을 통하여 전문성을 지향하는 간호부 - 나눔과 배려를 바탕으로 행복하게 일하는 간호부 - 경쟁력 있는 인재육성에 힘쓰는 간호부		
핵심가치	기본, 안전, 소통, 탁월		

최근 이슈

- **계명대 동산병원, 국내 최초 '고정밀 방사선 암 치료기' 도입**
  - 암 환자 치료에 보다 정확성과 안정성을 높인 최신형 고정밀 방사선 암 치료기를 국내 최초로 도입
  - 이 치료기는 기존 장비들에 비해 환자의 종양 모양을 더욱 정밀하게 맞춰 주변 정상 조직에 불필요한 방사선 조사를 줄일 수 있으며, 6차원 환자 테이블로 환자의 자세를 매우 정밀하게 조정할 수 있기 때문에 방사선치료가 더욱 정확하게 이뤄져 환자 치료에 큰 도움이 될 것으로 보임

고대구로병원

병상수	1,075병상	위치	서울특별시 구로구 구로동로 148 (구로동)
미션 비전	\- 더 좋은 간호, 더 나은 간호를 실천하는 간호부 \- 환자의 안전(Safety)과 경험(Experience)을 최우선으로 생각하는 간호부 \- 친절하고 스마트한 간호부 \- 미래를 향해 나아가는 행복한 간호부			
핵심가치	융합형 창의인재교육, 개인 맞춤형 특화진료, 바이오메디컬 산업의 글로벌 리더, 사람중심의 사회적 가치 실현			

고대안산병원 / 고대안암병원

병상수	- 안산: 810병상 - 안암: 1,048병상	위치	- 안산: 경기도 안산시 단원구 적금로 123 - 안암: 서울특별시 성북구 고려대로 73
미션	생명존중의 첨단의학으로 인류를 건강하고 행복하게 한다.			
비전	미래의학, 우리가 만들고 세계가 누린다.			
핵심가치	융합형 창의인재교육, 개인 맞춤형 특화진료, 바이오메이컬 산업의 글로벌 리더, 사람중심의 사회적 가치 실현			

최근 이슈

- **고려대의료원 병원정보시스템, 클라우드 기반 완전 전환**
  - 고려대의료원을 중심으로 14개 의료기관·정보통신(ICT) 기업이 협력해 개발한 '정밀의료 병원정보시스템(이하 P-HIS)' 개발 사업의 성과보고회를 개최
  - 국내 상급종합병원 최초로 병원정보시스템을 클라우드 기반으로 완전 전환하는데 성공
  - 클라우드 기반 병원정보시스템의 보급·확산을 지원해 의료진이 환자 진료에 집중하고, 의료서비스 질을 높일 수 있는 혁신적인 의료서비스 환경을 제공할 계획

- **롯데케미칼, 고려대 의료원과 손잡고 항바이러스 소재 개발**
  - 약 1년에 거친 공동 연구를 통해 항바이러스 소재 브랜드인 에버반(everban)을 개발
  - 에버반 소재는 MRSA(메티실린 내성 황색포도상구균)와 같은 악성 세균의 고농도 조건에서도 균 생육을 억제할 수 있으며, 스크래치와 고온, 고습, 자외선 노출 등 환경에서도 지속적인 항곰팡이 성능 유지가 가능한 스페셜티 소재로 개발

단국대병원

병상수	810병상	위치	충청남도 천안시 동남구 망향로 201 (안서동)
미션	참간호 실현으로 건강하고 행복한 삶에 기여한다.		
비전	- 신뢰받는 간호부 - 소통하는 간호부 - 자긍심을 갖는 간호부		
핵심가치	소통, 신뢰, 공감		

최근 이슈

● **단국대병원, 초정밀 방사선 암치료기 도입 및 개소**

- 실시간 4차원 영상추적이 가능한 초정밀 방사선 암치료기 Versa HD 도입
- 향상된 정밀도와 빠른 속도로 치료시간 크게 단축, 정확한 치료 가능
- 암의 모양이 복잡하고 정상조직과 매우 인접해 있는 경우에도 안전하고 효과적인 치료를 할 수 있는 세기조절 방사선 치료(IMRT) 뿐 아니라 영상추적방사선치료(IGRT)와 체부정위 방사선 치료(SBRT) 등 다양한 치료법들 모두 구현 가능
- 여타 방사선 암치료기에 비해 정밀도가 높아 환자의 호흡 등 미세한 움직임까지 실시간으로 파악할 수 있고 치료시간도 짧아 움직임이 큰 환자나 고령, 어린 환자의 치료도 쉬움
- 최신의 실시간 영상추적기술을 통해 호흡에 의한 움직임이 큰 폐나 간 등에 발생한 종양의 위치를 치료 중에 실시간으로 확인하며 치료함으로써 치료 부위와 상관없는 정상세포에 방사선이 노출되는 것을 막고 꼭 필요한 부위에 최적의 방사선량으로 치료 가능

동아대병원

병상수	999병상	위치	부산광역시 서구 대신공원로 26 (동대신동 3가)
미션	참된 간호(TRUE Nursing) 실천으로 고객에게 감동을 주면서 스스로 행복해지는 간호부		
비전	- 참된 간호(TRUE Nursing) 실천 　Totality : 환자중심의 전인간호 　Rule : 표준화된 간호 　Upgrade : 발전하는 간호 　Education : 전문화된 간호		
핵심가치	기본강화(Basic), 창의혁신(Innovation), 상호공감(Communication), 행복추구(Happiness)		

최근 이슈

- **동아대학교병원, '2021 대한민국 경영대상' 수상**
  - 동아대병원은 최근 10여 년 간 1200억 원이 넘는 예산을 투입, 병원 리모델링을 통해 시설공간은 물론, 전문의료 인력, 최첨단 의료장비 및 시스템 도입 등 고품격 의료서비스 제공을 위한 완벽한 인프라를 구축
  - 또한 외적 성장을 넘어 최상의 진료·교육·연구 역량을 구비함으로써 지속 성장을 실현, '첨단 지능형 시스템 기반 중증치료 전문 대학병원' 도약과 더불어 혁신경영으로 지역 사회의 감염병 확산방지 및 지역민들의 건강증진에 기여하고 있음
  - 특히 부산의 대표적 상급종합병원으로 권역심뇌혈관질환센터 등 10여 개 정부 보건의료 정책사업의 모범적 수행과 함께 당뇨병·복막투석·결핵환자 등 재택 의료 사업을 통해 지 역주민의 질병예방 및 치료에 최선을 다하고 있음

대구가톨릭대병원

병상수	874병상	위치	대구광역시 남구 두류공원로 17길 33 (대명동)
미션	치유자이신 예수그리스도의 사랑과 봉사의 정신으로 간호대상자에게 전인적 간호로 섬김간호를 실천한다.		
비전	1. 생명존중에 입각한 환자안전을 최우선으로 한다. 2. 실무역량 강화로 간호의 질을 향상한다. 3. 가족의 마음으로 섬김간호를 실현한다. 4. 존중과 배려로 행복한 일터를 만들어간다. 5. 나눔과 봉사로 이웃사랑을 실천한다.		
철학	1. 의료원의 역할과 목적을 기본 이념으로 한다. 2. 개인의 존엄성과 가치를 존중한다. 3. 전인적 간호로 환자의 신체적, 정신적, 정서적, 영적 안녕상태를 유지하도록 돕는다. 4. 질적 간호제공을 위하여 간호표준을 설정하고 실행한 후 계속적인 연구와 평가로 효율적인 간호방법을 모색한다. 5. 지속적인 교육을 통한 인재개발로 동기부여 및 직무만족을 높이고 임상 간호 실무의 우수성을 유지한다.		

최근 이슈

- **대구가톨릭대학병원, 건강보험심사평가원 폐렴 적정성 평가 4연속 1등급**
  - 평가지표는 '산소포화도검사 실시율' '중증도 판정도구 사용률' '객담도말검사 처방률' '객담배양검사 처방률' '첫 항생제 투여 전 혈액배양검사 실시율' '병원도착 8시간 이내 항생제 투여율' 등 평가지표 6개, 모니터링지표 7개 총 13개
  - 평가결과 대구가톨릭대학교병원은 종합점수 100점 만점을 받으며 4연속 1등급 달성
  - 병원장은 "이번이 4회 연속 1등급이다. 앞으로도 꾸준히 의료질 향상과 관리, 폐렴 환자를 위한 우수 의료서비스 제공으로 늘 만족을 드릴 수 있도록 하겠다"고 전함

부산대병원

병상수	1,191병상	위치	부산광역시 서구 구덕로 179 (아미동 1가)
미션	생명을 존중하며, 간호실무 발전을 통한 최고 수준의 간호제공으로 고객의 건강과 행복을 추구한다.		
비전	- 간호학 연구를 주도하는 간호부 - 창의적인 간호사를 육성하는 간호부		- 사랑 담은 간호로 고객에게 신뢰 받는 간호부
핵심가치	고객중심, 근거중심, 협력, 존중, 열정		

최근 이슈

● **부산대병원 권역외상센터, 전국 최고 A등급 획득**

- 부산대학교병원 권역외상센터가 보건복지부가 발표한 '2021년 권역외상센터 평가'에서 전국 가장 우수한 외상센터로 평가. 권역외상센터 가운데 상위 3개에만 부여되는 A등급을 받았으며, 특히 A등급 기관 중에서도 최고의 성적을 기록

부산대병원(양산)

병상수	1,204병상	위치	경상남도 양산시 물금읍 금오로 20
미션	생명을 존중하며, 최상의 간호, 연구, 교육으로 인간의 건강과 행복에 기여한다.		
비전	- 최상의 간호로 신뢰받는 간호부 - 창의적인 인재를 양성하는 간호부		- 간호 연구를 주도하는 간호부
핵심가치	협력, 전문직업성, 열정, 근거중심의학, 존중		

최근 이슈

● **양산부산대병원 국산 1호 척추수술로봇 도입**

- 양산부산대병원은 큐렉소(주)의 '큐비스-스파인'(CUVIS-spine) 수술로봇을 도입해 척추수술에 나사못 삽입을 실증할 계획. 큐비스-스파인은 국내에서 처음 개발한 척추수술 로봇으로 최근 미국의료시장에도 진출하는 성과를 거둠
- 척추센터는 로봇을 활용한 임상자료를 축적할 수 있고, 이 자료가 척추수술로봇 안정성과 효과성 입증에 큰 도움이 될 것으로 기대하고 있으며, 국내에서 개발한 척추수술로봇이 세계 시장에서 경쟁력을 가질 수 있을 것으로 전망하고 있음

부산백병원

병상수	827병상	위치	부산광역시 부산진구 복지로 75
미션	생명을 존중하고 인간을 사랑하는 마음으로 최상의 진료, 연구, 교육을 구현하여 인류의 건강과 행복에 기여한다.		
비전	- 환자중심서비스: 환자중심 진료체계를 바탕으로 최적의 의료서비스 제공 - 의료전문가 양성: 최고의 역량을 갖춘 의료전문가 양성 - 건전한 문화: 공감과 배려를 기반으로한 수평 문화		
핵심가치	환자중심, 전문성, 혁신, 존중		

최근 이슈

- **부산백병원, 복지부 '의료질평가' 모든 영역 1등급 받아**
  - 의료질평가는 국민이 양질의 의료혜택을 받을 수 있도록 의료기관이 환자에게 제공하는 의료서비스의 수준을 측정해 기관별로 평가하고 등급화하는 제도
  - 부산백병원은 '환자안전' '의료질' '공공성' '전달체계 및 지원활동' '교육수련' '연구개발' 6개 전체 영역에서 평균 점수를 상회하며 최우수 1등급을 받음
  - 특히 중환자실 운영 비율, 입원 전문진료질병군 비율, 전공의 확보율, 전공의 수 대비 적정 지도전문의 확보, 의사당 임상시험심사위원회(IRB) 주관 연구책임자 수 등 세부 지표에 서 높은 점수를 얻어 진료뿐 아니라 연구·교육 영역에서도 우수한 평가를 받으며, 수준 높 은 의료서비스를 제공하는 병원임을 입증

분당서울대병원

병상수	1,334병상	위치	경기도 성남시 분당구 구미로 173번길 82
미션	세계 최고 수준의 간호를 통하여 인류가 건강하고 행복한 삶을 누릴 수 있도록 돕는다.			
비전	- 안전한 환경과 효율적인 간호를 제공하는 간호본부 - 전문인으로서 자긍심을 가지고 일하는 간호본부 - 새로운 지식을 창출하는 간호본부 - 근거중심 간호를 제공하는 간호본부			
핵심가치	고객안전, 최고지향, 상호존중, 혁신추구, 사회공헌			

최근 이슈

- **분당서울대병원, 환자 알권리 위한 '아웃컴북' 4년 연속 발간**
  - 아웃컴북은 질환별 수술 후 생존율 등 환자들이 궁금해하는 지표와 함께 의료 질 향상을 위한 자발적인 혁신활동을 수록한 것이 특징
  - 백남종 원장은 "앞으로도 의료 질 지표 공개와 의료서비스 질적 향상을 통해 병원에 대한 환자의 신뢰를 높이고 국내 의료 발전에 기여하는 병원이 되겠다"고 전함

- **분당서울대병원 도상환 교수, 수술 후 통증 '세계 최고' 선정**
  - 도상환 마취통증의학과 교수가 미국 의학 분야 학술연구 평가기관 엑스퍼트스케이프(Expertscape)가 선정한 '2021년 수술 후 통증 분야 최고 전문가'로 이름을 올림
  - 도 교수는 급성·만성 통증으로 고통받는 환자들을 위해 다양한 연구를 해왔으며, 특히 수술 중 마그네슘 제제를 주입한 경우 수술 직후의 진통 개선은 물론 수술 1년 후 만성통증 경감과 수술 후 급성 신손상 위험도 감소 등 수술 환자의 회복에 여러모로 도움이 된다는 연구결과가 주목 받음

삼성서울병원

병상수	1,997병상	위치	서울특별시 강남구 일원로 81 (일원동)
미션	우리는 인간 존엄성을 바탕으로 최상의 간호를 제공하여 인류의 건강하고 행복한 삶에 기여한다.			
비전	최상의 간호경험을 통한 환자행복			
핵심가치	공감배려, 상호협력, 혁신추구, 최고지향			

최근 이슈

- **삼성서울병원 암병원 간암센터, 다학제 진료 6,500건 돌파**
    - 삼성서울병원 암병원 간암센터는 2003년 처음으로 간암 다학제 진료를 시작
    - 다학제 진료는 여러 전문 진료과가 함께 모여 실시간 진료하는 진료 방법으로, 복잡한 질환일수록 그 유용성이 큼
    - "대면 다학제 진료는 환자별로 최선의 치료법을 도출할 수 있을 뿐 아니라 환자분 및 보호자분들께는 현재 상태와 치료방법에 대해 이해할 수 있는 충분한 시간을 리는 환자 중심의 진료로 큰 장점이 있다"고 설명

- **삼성서울병원 '의료 IT 인프라 표준' 6단계 인증**
    - 삼성서울병원은 국내 의료기관 최초로 미국 보건의료정보관리시스템협회(HIMSS)의 의료 IT 인프라 표준 'HIMSS INFRAM' 6단계 인증을 획득
    - HIMSS는 IT기술을 의료 환경에 접목해 의료 시스템의 효율화를 도모하는 의료 IT협회
    - "삼성서울병원은 HIMSS의 INFRAM인증을 시작으로 글로벌 최고 수준의 디지털 헬스를 구현해나갈 것"이라고 강조

삼성창원병원

병상수	762병상	위치	경상남도 창원시 마산회원구 팔용로 158-158
미션	우리는 생명존중의 정신으로 최상의 진료, 교육, 연구를 실천하여 인류건강, 인재육성, 의학발전에 기여한다.		
비전	동남권역 선도 병원		
핵심가치	- 최적의 선진 의료시스템 구축 - 환자 중심의 감동 서비스 제공 - 직원 만족을 통한 자부심 함양 - 미래의료를 개척하는 지속적 혁신		

최근 이슈

- **삼성창원병원 로봇수술 4년 만에 1000례 돌파**
    - 삼성창원병원은 2017년 4세대 첨단 로봇수술기 '다빈치 Xi'를 도입했으며, 2020년 3월 로봇수술센터를 신설. 그 후 다양한 암 수술과 부·울·경 최초 경구 갑상선 로봇수술, 전국 최초 유방암 로봇 부분 절제술, 부·울·경 최초 로봇 유방 전절제 및 동시 재건술 등 고난도 수술에 성공하며, 경남 서부권 로봇수술 분야에서 확고한 입지를 다짐
    - 기존에 보유하던 '다빈치 Xi'에 이어 부산·경남권 최초로 '다빈치 SP(Single Port)'를 도입해 로봇수술 장비를 한층 더 업그레이드할 예정

서울대병원

병상수	1,762병상	위치	서울특별시 종로구 대학로 101 (연건동)
미션	세계 최고수준의 교육, 연구, 진료를 통하여 인류가 건강하고 행복한 삶을 누릴 수 있도록 한다.		
비전	- 배려와 존중으로 함께하는 간호본부 - 최상의 간호로 신뢰받는 간호본부 - 열린 사고로 화합하는 간호본부 - 즐겁게 일하는 간호본부		
핵심가치	존중, 탁월, 소통, 행복		

최근 이슈

- **서울대병원의 결단, 코로나 중환자 병상 100개 늘린다**
  - 척추·뇌 등의 급하지 않은 수술을 미루고 신종 코로나바이러스 감염증(코로나19) 중환자 병상 약 100개를 늘리기로 결정

- **국내 의료계 사상 최대 해외병원 위탁계약 예정**
  - 서울대학교병원이 한국 의료 역사상 최대 규모의 해외병원 위탁 사업 유치에 성공
  - 전병상이 1인실로 구성돼 있고, 내원객 및 직원 전용 주차장이 각각 5000대, 300명을 수용할 수 있는 긴급 대피처 등을 갖춘 쿠웨이트를 넘어 중동지역 최대이자 최고의 병원

서울성모병원

병상수	1,362병상	위치	서울특별시 서초구 반포대로 222 (반포동)
미션	치유자이신 예수그리스도를 우리 안에 체현하기 위해 환자 중심의 전인 간호를 제공하고, 모든 이의 행복하고 건강한 삶에 기여하기 위해 끊임없이 노력한다.		
비전	- 영성간호를 실천하는 함께 소중한 간호부 - 간호전문성으로 성장하는 간호부 - 환자중심 안전을 우선하는 간호부 - 창의적인 간호경영으로 미래를 준비하는 간호부		

최근 이슈

- **서울성모병원, 임상 활성화…첨단재생의료 '가속페달'**
  - 첨단재생의료란 인체 세포 등을 이용해 손상된 조직과 장기를 치료·대체 또는 재생시키는 의료기술
  - 국내 유일 첨단재생바이오법 3분야 모두 승인
  - "윤리적이고 안전한 임상연구로 新치료 선도"

- **서울성모병원, 미 육군 65의무여단과 의료협력 강화**
  - 양 기관은 언텍트 시대에 맞춰 거리의 제약을 뛰어넘는 네트워크 강화를 약속하며, 지속 적인 환자 유치와 다양한 분야의 교류 방안에 대해 공유

서울아산병원

병상수	2,715병상	위치	서울특별시 송파구 올림픽로 43길 88
미션	인간을 존중하며, 세계 최고 수준의 간호를 제공하여 인류의 행복과 건강한 삶에 기여한다.		
비전	- 전문간호를 수행하는 실력있는 간호부 - 함께 일하고 싶은 신뢰받는 간호부 - 자긍심을 가지고 즐겁게 일하는 간호부 - 혁신적인 간호경영으로 미래를 선도하는 간호부		
핵심가치	탁월성, 소통과 협력, 정직, 환자 안전, 창의성		

최근 이슈

- **서울아산병원 감염병전문병동 준공 예정**
  - 국내에서 민간병원이 운영하는 시설 중 가장 규모가 큰 감염관리 전문시설 '감염관리센터(CIC)' 건립 추진
  - 감염병 환자뿐만 아니라 중증급성호흡기 환자도 일반 환자와 달리 CIC에서 선제적인 진료를 받게 될 예정
  - CIC의 가장 큰 특징은 응급실 내원 단계부터 감염 혹은 의심 환자를 별도 수용할 수 있는 점이며, 실제 진료를 받게될 때도 감염 확산 위험을 완전 차단

- **서울아산, 이식 줄기세포 모니터링 기술 개발 '성공'**
  - 생체 내 이식된 줄기세포의 이동과 생존을 실시간 모니터링할 수 있는 기술을 개발해 난치성 질환 극복에 한 걸음 다가섬
  - "줄기세포 치료 시 살아있는 생체 내에서 줄기세포의 생착과 동태를 실시간으로 관찰하고, 생착된 줄기세포의 고순도 분리를 통해 생착률 증진인자를 발굴해내는 기술을 확보. 이 기술을 바탕으로 고도화된 줄기세포 치료제를 개발한다면 난치성 질환을 치료할 수 있 는 가능성도 높아질 것으로 기대한다"고 전함

순천향대병원(부천)

병상수	880병상	위치	경기도 부천시 조마루로 170 (중동)
미션	순천향 의료원의 설립이념에 따라 환자 및 그 가족의 건강 회복, 건강유지, 건강증진 및 질병예방을 위해 과학적인 간호접근과 양질의 간호제공으로 인간중심의 전인간호를 실천하여 인간의 삶의 질을 높이는데 있다.		
비전	인간사랑을 바탕으로 한 전문화, 차별화 서비스로 고객에게 신뢰와 감동을 주는 간호부		
핵심가치	전문성, 효율성, 진실성		

순천향대병원(천안)

병상수	899병상	위치	충청남도 천안시 동남구 순천향 6길 31 5동
미션	인간사랑의 실천으로 고객과 함께하는 신뢰받는 간호부		
비전	2020. 고객중심의 SCH NURSING 실현		
핵심가치	만족, 인간성, 창조		

최근 이슈

- **네이버, 순천향대학교 중앙의료원 서비스 AI 혁신 사업 추진**
  - 네이버가 순천향대학교 중앙의료원과 병원서비스의 인공지능 혁신을 위한 업무 협약을 체결하고, '보이스 EMR(Voice EMR, 음성인식 의무기록 작성)' 시범사업을 추진
  - 구체적으로, 간호사가 모바일앱으로 음성 메모를 하면 음성인식 기술을 통해 EMR 시스템에 자동으로 기록되는 서비스를 개발하는 것이 목표

- **순천향대천안병원, 의료질향상활동 '우수상' 수상**
  - 순천향대학교 부속 천안병원이 건강보험심사평가원과 한국의료질향상학회가 주최한 2021년 학술대회에서 의료질향상(QI)활동 우수상을 수상
  - 학술대회에서 '외래 우울증 신규환자의 의료질향상'을 주제로 실시한 활동사례를 발표

세브란스병원(강남)

병상수	824병상	위치	서울특별시 강남구 언주로 211 (도곡동)
미션	하나님의 사랑을 실천하는 간호로 인류의 질병으로 인한 고통에서 자유롭게한다.		
비전	간호의 전문화, 표준화, 정보화를 통해 전인간호를 제공하고 기독교정신을 바탕으로 선교와 봉사를 통해 사랑을 실천하는 국내 최고의 간호국이 된다.		

세브란스병원(신촌)

병상수	2,454병상	위치	서울특별시 서대문구 연세로 50-1 (신촌동)
미션	하나님의 사랑을 실천하는 간호로 인류를 질병으로 인한 고통에서 자유롭게 한다.		
비전	- 환자중심의 신뢰받는 간호국 - 미래를 선도하는 간호국 - 기독교정신을 실천하는 간호국		
핵심가치	진정성, 협력, 창의성, 공감, 탁월		

최근 이슈

● **세브란스, 코로나 감염차단 의료기기 개발**
  - 호흡기를 통한 감염 위험 상황에서 진료 진행을 돕는 호흡기 분리형 음압 챔버 '캐리큐어 아이솔레이터'를 개발
  - 호흡기 분리형 음압 챔버는 환자에게 플라스틱 후드를 씌워 호흡기를 의료진으로부터 분리하고 음압 처리해 감염병 전파 경로를 차단함. 특히, 기존 장비와 달리 필요한 범위만 큼 환자의 신체를 음압 처리할 수 있으며, 음압 처리 상태에서 개폐구에 손을 넣어 기도삽 관 등 시술도 가능

● **세브란스병원, 국가고객만족도 11년 연속 1위**
  - 환자를 존중하는 존중캠페인을 비롯해 코로나19 확산에 따른 비대면 의료서비스를 고도화하고 환자들의 경험을 바탕으로 한 병원 시스템 개선 등에서 높은 평가를 받음

아주대병원

병상수	1,167병상	위치	경기도 수원시 영통구 월드컵로 164
미션	우리는 생명을 존중하며 최상의 간호를 제공하여 당신의 건강 유지와 행복한 삶에 기여합니다.		
비전	최상의 간호로 미래를 선도하는 간호본부		
핵심가치	기본, 탁월성, 안전, 신뢰		

최근 이슈

- **아주대병원, 복지부 권역외상센터 평가 7년 연속 최상위 등급**
  - 아주대병원 경기남부 권역외상센터가 보건복지부 '2021년 권역외상센터 평가'에서 최상위 등급인 'A등급'을 받음으로써 2015년부터 올해까지 7년 연속 최상위 등급을 달성
  - 아주대병원은 2016년 경기남부 권역외상센터로 지정돼 운영을 시작한 이래 중증 외상환자에게 최상의 치료를 제공해 국내 예방 가능한 외상 사망률을 낮추고 외상환자 진료의 질 향상에 기여하고 있음

- **늘어나는 폐이식 수술... 주목 받는 아주대병원**
  - 아주대병원 폐이식팀은 올해 들어 코로나19 확진 후 양쪽 폐기능 상실로 생사를 오가던 환자 2명의 폐이식에 성공
  - 우리나라에서 폐이식을 하고 있는 병원은 전국에서 7곳으로 그 중에서도 아주대병원은 활발한 프로그램을 운영하고 있는 병원 중 하나

영남대병원

병상수	1,002병상	위치	대구광역시 남구 현충로 170 (대명동)
미션	생명존중을 바탕으로 끝없는 연구와 열정으로 수준높은 간호를 제공하여 행복한 삶에 기여한다.		
비전	- 자긍심과 열정을 가지고 즐겁게 일하는 간호본부 - 신뢰와 존중으로 환자와 직원이 행복한 간호본부 - 근거기반 임상실무와 연구로 전문간호 실천하는 간호본부 - 상호협력을 통하여 미래를 선도하는 간호본부		
핵심가치	- True (신뢰와 공감) - Upgrade (근거기반실무) - Teamwork (상호협력)		- Respect (존중과 배려) - Satisfaction (환자, 직원행복)

최근 이슈

● **영남대병원, 경피적 대동맥판막 삽입술 50례 달성**

- 영남대병원 심혈관센터 타비 시술팀에서 대동맥 판막 협착증의 치료시술인 타비(TAVI: Transcatheter Aortic Valve Implantation, 경피적 대동맥판막 삽입술) 50례를 돌파
- 타비 시술은 심장 혈액 순환에 장애가 있는 고위험군의 대동맥판 협착증 환자를 대상으로, 허벅지 동맥을 통하여 도관을 삽입 후 카테터를 이용해 심장에 인공판막을 삽입하는 치료술. 이 시술은 심혈관 환자에게 이뤄지는 최고 난도의 시술로써 극소수 병원에서만 시행하고 있으며, 최근에는 수술을 능가하는 기본 치료법으로 자리를 잡아가고 있음

● **영남대병원, 공공전문진료센터 운영 보건복지부 장관상**

- 영남대병원 호흡기전문진료센터는 보건복지부로부터 공공보건의료 발전에 기여한 공로로 공공전문진료센터 운영 유공 우수기관 보건복지부 장관상을 포상받음
- 권역 호흡기 전문질환센터는 2009년 보건복지부로부터 사업 수행기관으로 선정됐으며 2014년 개원해 '치유와 순환 소통이 중심되는 치료와 휴식의 공간'으로 진료, 연구, 교육, 공공보건 의료 분야의 활발한 사업을 추진하고 있음. 2018년부터는 제1·2기 호흡기 공공전문진료센터도 지정돼 권역 내 공공보건 의료서비스를 제공하고 있음
- 센터장은 "앞으로도 호흡기질환에 대한 폭넓은 공공보건 의료사업을 통해 지역주민의 건강한 호흡을 책임지는 버팀목이 되겠다"고 밝힘

울산대병원

병상수	998병상	위치	울산광역시 동구 방어진순환도로 877 (전하동)
미션	모든 인간이 질병의 고통으로부터 해방되어 행복한 생활을 하는 복지사회의 건설에 있다.		
비전	- 가장 신뢰받는 병원 - 전직원이 자긍심을 갖는 병원 - 지속 발전하여 의료를 선도하는 병원		
핵심가치	우수성, 친절, 혁신, 표준, 주인의식, 소통		

최근 이슈

- **울산대병원, 어깨수술 통증 줄이는 새로운 치료법 개발**
  - 울산대학교병원 정형외과 견주관절팀이 심한 통증을 동반하는 어깨수술 후 통증을 줄이고 안전성을 더욱 높인 치료법을 개발
  - 많은 연구에서 어깨 수술 후 통증 조절에는 견갑상 신경과 액와 신경을 동시에 차단하는 것이 좋다고 입증하고 있으며, 이에 연구팀은 견갑상 신경과 액와 신경 뿐만 아니라 외측 흉근신경의 관절가지를 차단하는 '다중 신경 차단술'을 새롭게 개발
  - 외측 흉근 신경의 관절가지 차단술을 포함한 다중 신경 차단술은 세계에서 처음으로 시도된 치료법
  - 환자에게 새 치료법을 적용한 결과, 기존 사각근간 신경차단술을 받은 환자군과 비교했을 때 신경 마비 합병증이 없고, 통증 조절 효과는 비슷한 것이 확인됨

원광대병원

병상수	798병상	위치	전라북도 익산시 무왕로 895 (신동)
미션	맑고 밝고 훈훈한 정신으로 전문적인 간호르 제공하여 제생의세를 실현		
비전	신뢰와 감동을 주는 간호		
핵심가치	Friendly, Immediately, Right, Special, Trust		

최근 이슈

- **원광대병원, 아이티아이즈와 '마이 헬스웨이' 업무협약 체결**
  - 마이 헬스웨이 사업은 각 병원에 흩어진 의료 데이터를 개인이 손쉽게 수집해 활용할 수 있는 서비스로, 원광대병원은 지역 거점 병원으로써 호남지역의 1, 2차 의료기관과 연계, 마이 헬스웨이 시스템을 구축하게 됨. 이에따라 시스템 구축 데이터 정제 등의 중요한 사안들에 전문가로 참여해 지역의 의견을 반영하고 컨설팅 역할을 수행, 수도권에 집중화 된 의료서비스의 지역 평준화를 위해서도 매우 중요한 역할을 할 것으로 기대됨
  - 병원의 의료 기록 뿐 아니라 웨어러블 기기 및 각종 헬스케어 기기를 통해 개인이 생활 속에서 체득하는 데이터를 표준화해 자가 건강관리의 기틀을 마련할 수 있는 서비스로 발전시킬 예정
  - 또한, 개인이 자신의 의료 데이터를 직접 보관, 관리함으로써 병원 방문 시에도 본인의 건강 데이터를 활용해 보다 수준 높은 의료서비스를 받을 수 있는 효과적인 시스템

- **원광대병원 간호부, 이리보육원서 봉사활동**
  - 원광대학교병원 간호사회가 코로나19 확산으로 침중한 사회 분위기속에서도 익산시 지역 아동복지센터인 이리보육원을 찾아 온정의 사회봉사 활동을 펼침
  - 간호사회 주요 관계자들은 훈훈한 기부금과 다과를 준비해 이리보육원을 방문했는데 2021년 기준으로 11년째 사회복지시설을 방문, 봉사 활동을 꾸준히 해 오고 있음

원주세브란스병원

병상수	866병상	위치	강원도 원주시 일산로 20-0 (일산동)
미션	하나님의 사랑을 실천하는 간호로 고객의 건강과 행복한 삶에 기여합니다.		
비전	1. 환자 중심 간호로 신뢰받는 간호국 2. 표준화, 전문화를 지향하는 간호국 3. 존중과 배려로 소통하는간호국 4. 나눔과 봉사를 실천하는 간호국		
핵심가치	WITH YOU (World best, Innovation, Trust, Harmony, YOU)		

최근 이슈

- **원주세브란스기독병원, 응급의료기관평가 최고등급 획득**
  - 원주세브란스기독병원은 모든 평가 항목에서 전국 38개 권역응급의료센터 중 1위를 달성해 A등급을 획득, 전국 최고 수준 응급 의료 서비스를 제공하는 것으로 확인됨

이대목동병원

병상수	700병상	위치	서울특별시 양천구 안양천로 1071 (목동)
미션	사랑의 기독교 정신으로 인류를 질병으로부터 보호하고 구한다.		
비전	무한 가치를 창출하는 상생의 헬스케어시스템		
핵심가치	공감, 화합		

최근 이슈

- **국내 첫 비뇨기질환 특성화 센터 '이대비뇨기병원'**
  - 2022년 2월 개원 예정, 3층 80병상 규모로 방광암·인공방광센터, 비뇨기로봇수술센터, 항노화전립선검진센터, 배뇨장애클리닉, 소아비뇨클리닉 등 다른 상급종합병원에 없는 비뇨기 관련 특성화 센터와 클리닉을 준비
  - 이대목동병원 비뇨의학과는 이미 국내 상급종합병원 중 입원환자 수로 세 손가락 안에 들 정도로 특화되어 있음
- **이대목동병원 장기이식센터, 간이식 100례 달성**
  - 2013년 첫 간이식 수술을 시작한 뒤 8년 만에 이뤄낸 값진 기록. 특히 이대목동병원 장기이식센터 간이식팀은 높은 수술 생존율을 비롯하여 최고 수준의 간이식 술기 보유

인천성모병원

병상수	870병상	위치	인천광역시 부평구 동수로 56 (부평동)
미션	그리스도의 사랑을 실천하는 최상의 정성간호		
비전	최적의 임상간호역량을 갖춘 신뢰받는 간호부		
신념	매 순간 깨어 모든 이들을 정성간호로 가족처럼 돌본다.		

최근 이슈

- **인천성모병원, 인천·부천 유방암 로봇수술 첫 성공**
    - "로봇수술을 통한 유방 재건은 정면에서 보이는 유방 피부에 반흔이 남지 않으면서 미용적으로도 우수한 결과를 얻을 수 있다"며 전문의와 충분한 상담을 통해 로봇수술이 적용될 수 있는 환자인 경우 좋은 선택지가 될 수 있을 것"

- **인천성모병원 카자흐스탄 알마티 '글로벌 헬스케어센터' 오픈**
    - 글로벌 헬스케어센터(알마티 Office)는 가톨릭대 인천성모병원, 인천광역시, 인천관광공사, ㈜와우보스 등 민관 상호 협력의 결과물로, 코로나19 장기화에 대응하는 인천 의료관광 분야의 디지털 전환 대표사업인 'ICT 기반 비대면 원격진료·상담'을 제공
    - ICT 기반 비대면 원격진료·상담 사업은 코로나19 장기화로 인해 기존 오프라인 형태의 해외환자 유치가 어려운 상황을 타개하기 위해 해외환자가 현지 의료진과 ICT 기반의 원격시스템을 통해 인천지역 의료진에게 진료를 보는 사업
    - 이는 해외 현지 의료관광 대기수요를 흡수하는 것은 물론, 국내 입국 전 인천지역 의료진과의 사전 원격진료를 통해 해외 환자의 궁금증 해소 및 만족도를 높여 실제 방한하여 치료로 이어지면서 해외환자 유치의 새로운 모델이 되고 있음

인하대병원

병상수	909병상	위치	인천광역시 중구 인항로 27 (신흥동 3가)
미션	\multicolumn{3}{l	}{인간 존중을 바탕으로 인류의 건강과 안녕을 위하여 최상의 간호를 실천한다.}
비전	\multicolumn{3}{l	}{- 으뜸 간호서비스로 감동주는 간호본부 - 자긍심을 가지고 즐겁게 일하는 간호본부 - 국제수준의 전문간호를 선도하는 간호본부}
핵심가치	\multicolumn{3}{l	}{Reliability, Integrity, Safety, Excellence}

최근 이슈

- **인하대병원, 에티오피아 재외국민 온라인 의료설명회**
  - 에티오피아에 거주하는 한인들의 의료 불안을 해소하기 위해 '코로나19 비대면 의료설명회'를 진행하였으며, '코로나19 업데이트'와 '코로나19와 정신건강관리'라는 주제로 강의를 진행하고 질의응답을 받는 순서로 구성

- **인하대병원 로봇수술 1000례 돌파**
  - 인천지역 최단기간 로봇수술 1천례 돌파를 기념해 온라인 심포지엄을 개최

전남대병원

병상수	1,078병상	위치	광주광역시 동구 제봉로 42 (학동)
미션	창의적 시도로 간호계의 진화를 선도하고 체계적 사고로 고객서비스 표준을 구현한다.		
비전	- 고객의 기대를 넘어서는 간호서비스 - 최고의 전문성을 지닌 간호 - 간호계를 선도하는 창의적 리더		
핵심가치	- 배려와 존중 - 공감과 소통 - 도전과 혁신 - 협력과 상생 - 변화와 성장		

최근 이슈

- **광주시·전남대병원 차세대 융합의료기기산업지원센터 완공 '눈앞'**
  - 건립될 센터는 정형외과용 의료기기 관련 센터로는 전국 최초로 생체이식 소재부품을 개발하게 되며, 시험평가 및 각종 장비를 갖추고 임상의·산업체·유관기관들과 함께 기술 개발 사업화에 나섬

- **전남대병원 광주시 청렴사회 협약 체결**
  - 청렴사회민관협의회에 가입해 반부패·청렴 광주 실현을 위한 청렴사회 조성을 다짐
  - "이번 협약을 통해 전남대병원이 부패 없는 청렴하고 건강한 지역사회 조성에 적극 동참하겠다"면서 "아울러 전남대병원도 투명한 경영으로 환자가 신뢰하고, 직원이 행복한 병원이 되도록 최선을 다 하겠다"고 다짐

- **전남대병원 순환기내과 국제임상연구의 국내 책임연구기관 선정**
  - 전남대학교병원 순환기내과가 최근 다수의 국제임상연구 국내책임연구기관으로 선정돼 난치성 심혈관계 질환치료를 위한 세계적 연구에 박차를 가하고 있음
  - 이같은 연구가 의미있는 성과를 거둘 경우 기존 치료에 큰 효과가 없었던 심혈관계 질환 환자들에게 많은 도움을 줄 것으로 기대하고 있음

전북대병원			
병상수	1,141병상	위치	전라북도 전주시 덕진구 건지로 20 (금암동)
미션	미래를 선도하는 고객중심의 전문간호를 실현한다.		
비전	- 고객에게 신뢰와 감동을 주는 간호부 - 근거중심의 전문간호를 제공하는 간호부 - 전문인으로서 자긍심을 가지고 행복하게 일하는 간호부		
핵심가치	- 우리는 언제나 섬김과 사랑으로 환자를 대한다. - 우리는 환자의 사랑과 믿음 속에서 행동한다. - 우리에게 병원은 자아실현의 터전이다.		

최근 이슈

● **전북대병원 우수 인공신장실 인증 획득**
  - 평가의 핵심은 혈액투석 환자에 대한 표준 치료지침 준수 여부로, 세부 평가항목은 의료진의 전문성과 시설, 혈액투석 과정, 운영의 윤리성, 의무기록 및 보고 등이며 이번 평가에 서 전북대병원은 전 분야 우수 성적을 받음

● **전북대병원, 최신 CT촬영 장비 도입**
  - 빠른 속도로 검사가 가능해 환자들의 편의성이 크게 향상될 것으로 기대
  - 또한 뇌·심장·복부 등의 부위에서 0.3mm의 미세한 병변까지 발견할 수 있는 첨단 장비로 모든 영상의학 분야에 활용할 수 있으며, 소량의 조영제만으로 검사가 이뤄지기 때문에 신 장 기능 저하 환자에게도 부작용의 위험이 적음
  - 최신 장비의 도입으로 심장질환자, 소아환자, 신부전환자, 중환자 등 신속한 검사가 필요한 환자들에게 양질의 의료 서비스를 보다 원활하게 제공할 수 있게 됐음

조선대병원

병상수	849병상	위치	광주광역시 동구 필문대로 365 (학동)
미션	- 대상자의 요구를 파악하고 간호계획을 세워 독자적이고 질적인 간호중재를 수행한다. - 대상자의 최상의 건강유지와 편안함을 제공한다. - 간호부 직원의 성장과 발전을 지원한다. - 대 지역사회 활동을 통한 간호영역을 확대한다.		
비전	- 고객과 함께 건강과 사랑을 주는 간호부 - 친절과 정성으로 감동을 주는 간호부 - 자부심과 긍지로 일 할 맛 나는 간호부		
핵심가치	전문영역강화, 자연친화적 치유환경, 교육연구, 사회공헌		

최근 이슈

- **조선대병원, 뇌졸중 적정성 평가 8회 연속 1등급**
  - 2019년부터 2020년까지 광주·전남 혈전제거술의 약 68% 시행, 이는 전국 75개 뇌졸중센터를 운영 중인 병원 중 최다 수준
  - 최근 세계뇌졸중학회에서 주관하는 'WSO 엔젤스 어워드'에서 플래티넘 등급을 획득하고, 대한신경중재치료의학회로부터 신경중재치료 인증병원으로 지정되었으며, 건강보험심사평가원이 실시하는 '뇌졸중 적정성 평가'에서 현재까지 8회 연속 1등급을 받는 등 최고 수준의 뇌졸중 치료를 제공하고 있음을 인정받고 있음

중앙대병원

병상수	804병상	위치	서울특별시 동작구 흑석로 102 (흑석동)
미션	1. Patient centered nursing 2. esthetics 3. Empowering 4. Perfect Service		
비전	1. 직원 모두가 행복하고 열정을 갖고 일하는 간호부가 된다. 2. 고객을 높이고 동료를 세우는 간호부가 된다. 3. 최상의 간호로 고객이 감동하는 간호부가 된다. 4. 간호의 전문업무를 국내 최고의 수준으로 향상시키는 간호부가 된다.		
핵심가치	전문성과 책임, 따듯함, 정직과 신뢰, 열정, 공정성		

최근 이슈

- **스마트사운드, 중앙대병원에 코로나19 환자 진료용 '스마트 청진기' 기부**
    - 헬스케어 벤처기업인 스마트사운드가 중앙대학교병원에 스마트 청진기 '스키퍼(Skeeper)'를 코로나19 환자 진료를 위해 기부
    - 스키퍼는 손바닥만한 기계를 환자의 가슴에 대면 측정 위치 별로 심장 박동 소리를 들을 수 있고, 스마트폰 앱(응용프로그램)에 연동해 녹음하고, 분석하는 청진기
    - 스마트 폰을 통해 들을 수 있기 때문에 2명 이상 의료진의 협진이 가능하고, 녹음 기능이 있어, 환자의 폐음은 언제든다시 들을 수 있음
    - 코로나19 환자를 돌보는 의료진들은 방호복을 착용해야 하기 때문에 청진기를 사용할 수 없었는데, 스마트 청진기를 활용하면 감염 위험 없이 청진이 가능

- **2022년 3월 중앙대광명병원 개원**
    - 2022년 692병상 규모의 중앙대광명병원이 개원을 앞두고 있음

충남대병원

병상수	1,328병상	**위치**	대전광역시 중구 문화로 282 (대사동)
미션	우리는 사람중심의료와 생명존중의 정신으로 최고의 진료, 교육, 연구, 공공보건의료를 통하여 국민의 건강과 행복을 실현한다.		
비전	최상의 환자 중심 진료를 제공하는 국민병원 최고의 바이오헬스케어 산업화를 선도하는 세계적 병원 최적의 공공의료를 선도하는 책임병원		
핵심가치	고객공감, 혁신, 융합, 조화와 협력, 전문성		

최근 이슈

- **충남대병원, 2년 연속 '공공보건의료 부문 복지부 장관상' 수상**
  - 병원은 이번 시행 결과 평가에서 전국 15개 국립대학교병원·분원 중 최고 점수를 받음
  - 특히 공공성 강화, 양질의 적정진료, 건강안전망, 미충족 보건의료 서비스 등 4개 영역 총 33개 지표에서 전반적인 세부사업 실적을 체계적이고 객관적으로 제시해 최우수 등급을 받음

- **충남대병원·판타포, VR기반 의료교육 컨텐츠 공동연구 업무협약 체결**
  - 주요 협약 사항은 가상현실을 이용한 의료교육 콘텐츠 공동연구에 관한 사항, 연구를 위한 시설·장비·정보의 공동 활용에 관한 사항, 기술정보 교류를 위한 학술회의, 세미나, 워크숍 공동개최, 기타 상호협의에 의해 정한 연구분야 등을 연계·협력
  - 윤환중 원장은 "판타포의 소프트웨어 개발능력과 충남대병원의 풍부한 임상경험을 바탕으로 글로벌 수준의 의료기술 및 산업 경쟁력을 확보하여 국민건강과 신산업 육성에 기여할 수 있도록 지원을 아끼지 않겠다"고 전함

충북대병원

병상수	788병상	위치	충청북도 청주시 서원구 1순환로 776-0
미션	사랑의 교육, 창의적 연구, 감동의 진료로 건강한 삶을 선도한다.		
비전	인류 건강과 의학 발전을 선도하는 미래 의료의 새로운 중심		
핵심가치	도전, 협력, 책임, 인간중심		

최근 이슈

● **충북대학교병원, 코로나19 감염 '투석환자·임신부' 전용 병실 운영**
   - 코로나19에 확진된 투석환자와 임신부를 위한 전용 병실 운영을 시작. 확진된 신장병 환자 8명이 동시에 투석을 받을 수 있는 대형 병실 1개와 출산을 위한 병실 2개를 음압 격리실로 갖춰 운영

한림대평촌성심병원

병상수	842병상		위치	경기도 안양시 동안구 관평로 170번길 22 (평촌동)
미션	World Leaders In Nursing			
비전	- 글로벌 리더의 간호부 - 교육을 잘하는 간호부 - 제일 친절한 간호부		- 연구와 분석을 잘하는 간호부 - 최고로 설명을 잘하는 간호부 - 가장 취업하고 싶은 간호부	
핵심가치	- 의사가 최고의 진료를 하는 병원 - 변화혁신역량이 가장 뛰어난 병원 - 진료, 행정지원 서비스가 가장 뛰어난 병원		- 간호 수준이 최고인 병원 - 전공의를 가장 잘 교육하는 병원	

최근 이슈

● **한림대성심병원 - 롯데백화점 평촌점 'MOU' 체결**
   - 한림대학교성심병원은 롯데백화점 평촌점과 사회공헌문화 정착 및 우호 증진을 위한 업무협약을 체결. 이번 협약으로 성심병원은 롯데백화점 여성 고객 대상 여성 맞춤형 건강강좌 및 아동심리상담·교육을 진행할 계획이며, 심폐소생술과 같은 응급상황에 대처할 수 있는 교육과 심·뇌혈관질환 건강강좌 등 다양한 프로그램을 진행할 예정

한양대병원

병상수	855병상	위치	서울특별시 성동구 왕십리로 222-1 (사근동)
미션	사랑의 실천자로서 인류가 질병의 고통에서 벗어나 기쁨과 행복이 충만한 삶을 누리도록 한다.		
비전	- 아시아 의료허브를 지향하는 최첨단 대학병원 - 미래의학을 선도하는 연구중심병원 - 고객과 가족애로 하나되는 환자중심병원		
핵심가치	첨단진료, 연구개발, 인재양성, 사회공헌, 책임경영		

최근 이슈

- **한양대병원, 골수염 클리닉 개설**
    - 골절 등에 의해 급성 및 만성 염증을 유발하고, 지속적인 재발로 인해 심각한 후유증을 남길 수 있는 골수염 환자를 전문적으로 진료하고 치료하기 위해 '골수염 클리닉'을 개설

- **셀비 메디보이스 도입**
    - 셀비 메디보이스는 인공지능(AI) 기반의 음성인식 엔진을 탑재한 국내 최초 AI 의료 음성인식 솔루션
    - 디지털 기반 스마트병원 추진 전략 아래 인공지능 의료 솔루션을 적극 도입중인 한양대병원은 영상의학과뿐만 아니라 핵의학과에서도 사용할 수 있는 셀바스AI의 '셀비 메디보이스' 도입을 결정

화순전남대병원

병상수	684병상	위치	전라남도 화순군 화순읍 서양로 322
미션			창의적 시도로 간호계의 진화를 선도하고, 체계적 사고로 고객서비스 표준을 구현한다.
비전			- 고객의 기대를 넘어서는 간호서비스 - 최고의 전문성을 지닌 간호 - 간호계를 선도할 창의적 리더
철학			간호의 대상자인 환자를 육체적·사회심리적·영적 요구를 가진 인간으로 이해하고 전인간호를 제공하며, 간호부 직원들의 지식과 기술의 향상, 간호수준 향상의 도모를 위하여 교육과 연구에 힘쓰며, 공평하고 효율적인 관리를 위한 제도 마련에 노력한다.

최근 이슈

● **2021 화순전남대병원 10대 뉴스 설문조사 결과**

- 1위 뉴스위크의 '암 치료 잘하는 세계 최고 병원' 2년 연속 선정, 이는 올해 선정된 국내 13개 병원 중 비수도권으로는 유일
- 2위 '메디컬 아시아 2021, 제12회 대한민국 글로벌 의료서비스 암센터 부문 대상'
- 3위 '건강보험 보장률 전국 최고'
  보장률이 높으면 환자가 직접 부담하는 의료비는 줄어든다는 것을 의미함
- 4위 '감마나이프 수술 5000례 돌파…비수도권 최초'
- 5위 '난치성 T세포 림프종 치료법 세계 첫 제시'
- 6위 '공공보건의료 협력체계 전남권역 책임의료기관 지정'
- 7위 '고위험 환자 즉각 대처 신속대응팀 가동'
- 8위 '유방암(7회)·위암(5회) 적정성 평가 1등급'
- 9위 '첨단 정밀의료 산업화 플랫폼 구축사업 유치'
- 10위 '검체검사 자동화 시스템 획기적 개선'

03 취업시즌 멘탈 관리하기

나보다 스펙이 낮은 친구가 합격하는 이유

간혹 스펙이 나와 비슷한 친구들, 심지어는 현저히 떨어지는 친구들이 서류와 면접에서 합격하는데 나만 탈락의 고배를 마시는 경우가 있다. 이런 상황에서의 첫 번째 원인은 자소서와 면접 준비를 철저하게 하지 못한 경우에서 찾아볼 수 있다. 하지만 지금 내가 이야기하고자 하는 것은 두 번째 원인으로 자소서와 면접 준비에 최선을 다했음에도 떨어지는 경우이다. 이런 경우는 보통 나에게 '운'이라는 녀석이 따라주지 못했기 때문이다.

먼저 가끔 세상은 늘 공평하지만은 않다는 것을 인정해야 한다. 서류를 읽고, 면접을 보는 것은 모두 사람이 하는 일이다. 그렇기 때문에 내 자소서를 누가 읽고, 내가 면접을 보는 방에 어떤 면접관이 있는지에 따라 합격의 여부가 달라질 수 있다. 예를 들어 A라는 면접관과 B라는 면접관이 있다고 하자. A는 굉장히 보수적인 면접관이다. B는 굉장히 진취적인 스타일의 면접관이다. 이것저것 새로운 것을 시도하고 기존의 틀을 깨고 도전하고 성장하는 것을 좋아하는 사람이 면접관 A가 있는 방에 들어가면 어떤 일이 일어날까?

결국 취업에서 운이라는 요소는 절대 무시할 수 없다. 안타깝게도 운이라는 부분은 우리가 노력을 통해 통제할 수 있는 부분이 아니다. 우리가 할 수 있는 일은 다음에 그 운이라는 녀석이 우리에게 찾아오는 순간을 위해 꾸준히 노력하는 것뿐이다. 포기하지 않고 꾸준히 노력하다 보면 나에게도 운이 함께하는 순간이 반드시 찾아올 것이라는 사실을 잊지 말자.

쿠크다스 멘탈을 부여잡고 합격까지 가는 방법

취업 시즌이 되면 누구나 신경이 곤두서고 예민해질 수밖에 없다. 열심히 노력하며 살아온 것 같은데 취업은 생각보다 더 높은 벽처럼 느껴지고 만만치 않은 현실을 체감하게 된다. 거기다 나보다 대학 생활을 열심히 보내지도 않은 것 같고 성적도 더 낮은 친구가 어느 병원에 합격했다는 소식이 들려온다. 세상이 너무 불공평하고 지금까지 내가 해왔던 노력이 무의미한 것처럼 느껴지기도 한다. 이때부터 의욕도 반감되고 자신감을 잃고 멘탈이 쿠크다스처럼 부서지기 시작한다.

이런 상황에서 멘탈 관리를 위해 가장 중요한 것은 타인과 나를 '비교하지 않는 것'이다. 웬만한 불행의 대부분은 나와 타인을 비교하면서부터 시작된다고 해도 과언이 아니다. 취업 시즌에 이런저런 이야기가 들리는 것을 전부 듣고 흘려버리기는 쉽지 않겠지만, 그런 이야기들은 결국 내가 아닌 다른 사람들의 이야기일 뿐이다. 듣고 마음속에 담아두고 있어 봤자 나에게 도움이 되는 것은 하나도 없다. 취업 시즌에 멘탈이 흔들리면 온전히 취업에 전력을 다할 수 없게 되고 그로인해 좋지 않은 결과를 불러올 수 있다.

"누구나 다 자신에게 맞는 병원이 있다."라는 말을 한 번쯤은 들어 봤을 것이다. 나중에 시간이 흘러 취업을 하고 나면 왜 이런 이야기가 나왔는지 알 수 있을 것이다. 누구에게나 자신에게 맞는 병원이 있다. 내가 정말 가고 싶었지만 나를 선택해 주지 않은 병원은 결론적으로는 내 병원이 아니라고 받아들이는 편이 심적으로 오히려 더 편하다. '나를 떨어뜨린 병원은 정말 사람 보는 눈이 없어 엄청난 인재를 놓친 거야'라고 생각하고 나의 가치를 알아봐 줄 다른 병원에 내 소중한 에너지를 집중하자. 기억하자. 지금의 현실이 힘들고 불안하게만 느껴지더라도 결국 우리는 이 고비를 잘 극복해 내고 취업에 성공할 수 있다는 것을 말이다.

포스트 코로나 시대의 취업&면접 트렌드

코로나19의 등장으로 우리 삶의 많은 영역에서 크고 작은 변화가 생겼다. 의료 현장 및 병원 채용도 예외가 아니다. 포스트 코로나 시대를 맞아 취업 트렌드에 강한 변화의 바람이 일고 있다. 비대면을 뜻하는 일명 '언택트(Untact)'가 채용뿐만 아니라 의료 현장의 풍경도 빠르게 변화시키고 있다. 지금부터 포스트 코로나 시대의 취업 트렌드를 크게 5가지로 나눠 살펴보도록 하자.

1. 언택트 채용의 가속화

- 비대면 채용 전형의 등장

코로나19의 확산으로 병원 채용의 대면 절차가 비대면으로 대체되고 있는 추세이다. 코로나19로 인해 많은 병원에서 필기시험을 온라인으로 시행했고, 삼성서울병원은 직무검사인 GSAT까지도 온라인으로 진행했다. 여의도성모병원은 2020년도 경력직 간호사 공개채용에서 국내 대학병원 중 처음으로 온라인 화상 면접을 시행했다. 이대서울병원에서도 경력직 간호사 채용에서 화상면접을 진행했으며 포항성모병원과 대전성모병원은 신규 간호사 채용의 면접 전형을 온라인으로 진행했다. 전체 채용 전형 중 면접까지 비대면으로 진행한 병원은 아직 많지 않지만, 포스트 코로나 시대로의 진입에 따른 비대면 채용 전형의 변화를 눈여겨볼 필요는 분명하다.

- AI 면접의 도입

아직은 우리에게 생소하게 다가오는 AI 면접은 2019년 한양대학교 구리병원에서 간호사 채용 최초로 시행됐다. 이후 서울아산병원, 세브란스병원, 을지병원, 인천성모병원, 고신대복음병원 등의 채용 전형에 AI 면접이 도입됐다. 현재 코로나19로 비대면 채용 전형의 비중이 늘어나면서 AI 면접 도입이 급물살을 타고 있는 추세이다. 병원의 입장에서는 언택트로 진행 가능한 'AI 역량검사'를 통해 지원자의 직무적합도를 객관적으로 분석하고 판단할 수 있어 앞으로도 계속해서 확산될 것으로 전망된다. 취업을 준비하는 입장에서는 이전에 없던 채용 전형이 새로이 생겨난 것이기 때문에 취업 준비에 대한 부담이 앞으로 더욱 커질 것으로 예상된다.

2. 다양한 채널을 활용한 채용 정보 수집의 중요성 증가

정보화 시대에 사는 우리에게 정보는 곧 기회와 직결된다. 특히 채용 시장에서 정보의 가치는 취업의 당락을 결정지을 정도로 강력한 힘을 지니고 있다. 정보력이 곧 힘이 될 수 있는 지금의 시대에 아무것도 하지 않고 채용 공고가 뜨기만을 기다리는 행위는 치명적일 수 있다. 단순히 학교에서 제공해 주는 채용 프로그램 이외에도 취업 커뮤니티, 블로그, 유튜브, 취업 특강, 취업서 등 다양한 채널을 적극적으로 활용하여 양질의 취업 정보를 수집하도록 하자.

코로나19로 인해 병원들의 오프라인 채용 설명회가 어려워졌다. 이러한 어려움을 보완하기 위해 병원들은 다양한 채널을 활용하여 비대면 온라인 채용 설명회를 개최하고 있다. 코로나19가 한창이었던 2020년에는 빅5 병원 중 하나인 서울아산병원, 연세의료원을 비롯한 국내 대학병원이 채용 플랫폼을 통해 온라인 언택트 채용 설명회를 개최했다. 순천향대학교 서울병원은 유튜브 생중계를 활용하여 라이브 채용 설명회를 진행하며 채용과 관련된 정보를 제공하기도 했다. 매년 채용 경쟁률이 더욱 치열해지는 가운데, 다양한 채널을 통해 양질의 정보를 수집하는 능력의 중요성은 계속해서 커지고 있다.

3. 최신 기술의 도입으로 인한 의료 현장의 변화

의료 현장도 코로나19로 인한 변화의 파도에 직면하고 있다. 이제 우리에게 익숙한 단어인 재택 치료 및 비대면 의료가 빠르게 상용화되고 있다. 아직은 시행착오를 거치며 보완해야 할 부분이 많음에도 불구하고, 비대면 의료시스템은 더이상 선택이 아닌 필수가 되고 있다. 코로나19가 의료 현장의 언택트를 빠르게 앞당기고 있는 것이다.

인하대학교병원이 AI 시스템을 활용해 비대면 환자 케어 서비스를 시범적으로 도입하는 등 의료계 곳곳에서 병원 서비스 전반에 다양한 변화의 시도가 일어나고 있다. 의료 환경과 마찬가지로 교육 환경도 예외가 아니다. 서울아산병원은 주요 간호술기를 가상현실에서 체험할 수 있는 VR 교육을 도입해 대면 교육의 한계를 보완해 나가고 있다. 아직은 도입 초기 단계이지만, 비대면 의료서비스가 제대로 안착된다면 의료진의 감염 위험성은 낮추고 업무의 효율성은 향상시킬 수 있을 것으로 기대하고 있다.

4. 취업 경쟁률의 심화에 따른 고스펙화 현상

코로나19의 여파로 병원 운영이 어려워짐에 따라 병원은 채용 인원을 감축하고 채용 빈도도 줄이는 경향을 보이고 있다. 게다가 간호학과를 졸업하고 간호사 면허를 취득해 배출되는 신규 간호사의 수는 매년 꾸준히 증가하는 추세이다.

병원은 코로나19로 인해 채용 인원을 줄이는 추세인데 병원 채용에 지원하는 인원은 오히려 매년 늘어나고 있다. 이는 병원 채용의 경쟁률 상승과 직접적으로 연결된다. 경쟁이 치열해지는 만큼 최종 합격하는 지원자의 스펙은 고스펙화되는 현상을 보이고 있다. 간호학과를 나오면 취업이 잘된다는 소리도 이젠 먼 옛날의 이야기가 되고 있다. 이제 간호학과에서도 원하는 병원에 취업하기 위해서는 미리 채용 시장의 흐름을 읽고 적극적으로 준비하는 자세가 필요하다.

5. 글로벌 역량 및 어학 능력의 중요성 강화

지금은 코로나19로 인해 잠깐 주춤하고 있지만, 매년 의료 관광을 목적으로 우리나라를 방문하는 외국인 환자가 늘고 있는 추세이다. 또한 병원들의 글로벌 분야 확장으로 어학 능력의 중요성이 점점 더 커지고 있다. 현장에서도 의료진의 해외 파견을 활성화하여 글로벌 역량을 성장시키기 위한 시도를 꾸준히 하고 있다. 이를 반영하듯 빅5 병원이 채용 시 요구하는 최소 공인 어학 성적 기준을 줄지어 상향하고 있다.

삼성서울병원은 2023 신규 간호사 채용부터 토익 성적 지원 기준을 620점에서 730점으로 전년도 대비 110점이나 대폭 상향 적용할 것을 예고했다. 이처럼 어학 능력의 중요성이 날로 커지고 있는 가운데 영어 이외의 중국어, 일본어, 러시아어, 아랍어 등 제2외국어를 구하는 능력은 취업 시 굉장히 강력한 무기가 될 수 있다.

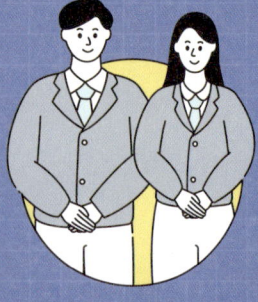

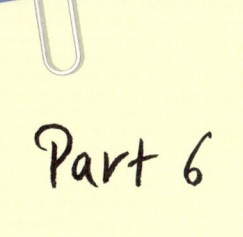

합격을 위한 필수 지식

01 약물계산 빈출 문제 및 해설

02 이것만은 꼭, 면접 빈출 우선순위 의학용어

03 임상검사 수치 정상범위

01 약물계산 빈출 문제 및 해설

1. 기본 지식

· 무게의 단위

1kg = 1,000g   1mg = 0.001g = 1,000μg(mcg)
1g = 1,000mg   1μg(mcg) = 0.001mg

· 용적의 단위

1L = 1,000mL(cc)   1dL = 100mL(cc) = 0.1L   1mL(cc) = 0.01dL = 0.001L

2. 약물 계산 공식 (1cc = 20gtt 수액 세트 기준)

- **1분당 방울수 (gtt)**

$$1분당\ 방울수\ (gtt) = \frac{수액주입량\ (ml) \times ml당\ 방울수}{시간 \times 60분}$$

- **1방울 점적 시 걸리는 시간**

$$1방울\ 점적\ 시\ 걸리는\ 시간 = \frac{시간 \times 60분 \times 60초}{수액주입량\ (ml) \times ml당\ 방울수}$$

- **시간당 주입량**

$$시간당\ 주입량 = \frac{총\ 주입량\ (ml)}{주입시간\ (hr)}$$

- **급할 땐 일단 외우자!**

  15cc/hr = 5gtt = 12초에 한 방울

  30cc/hr = 10gtt = 6초에 한 방울

  45cc/hr = 15gtt = 4초에 한 방울

  60cc/hr = 20gtt = 3초에 한 방울

  90cc/hr = 30gtt = 2초에 한 방울

  180cc/hr = 60gtt = 1초에 한 방울

3. 약물 계산 연습

01 단위에 맞춰 변환하세요.

1) 10L → ( )mL
2) 70dL → ( )L
3) 45mL → ( )dL
4) 6mg → ( )g
5) 15mg → ( )mcg
6) 35mcg → ( )g

02 N/S 300mL를 1시간 동안 주입하려고 한다. 몇 gtt/min인가?

$$gtt/min = \frac{300 \times 20}{1시간 \times 60분} = \boxed{100gtt/min}$$

03 24시간 동안 N/S 1L를 주입하려면 분당 몇 gtt로 주어야 하는가?
또, 한 방울 점적 시 몇 초가 걸리는가?

$$gtt/min = \frac{1{,}000 \times 20}{24시간 \times 60분} = 13.88 \quad \boxed{약\ 13gtt/min}$$

$$60초 / 13gtt = 4.61 \quad \boxed{약\ 4초에\ 1방울}$$

04 8시간 동안 N/S 720cc가 들어가려면 몇 gtt/min으로 주입해야 하며, 몇 초에 한 방울씩 점적 되어야 하는가?

$$\text{gtt/min} = \frac{720 \times 20}{8\text{시간} \times 60\text{분}} = \boxed{약\ 30\text{gtt/min}}$$

60초 / 30gtt = 2   　　　　　　　$\boxed{2\text{초에 한 방울}}$

05 7시간 동안 N/S 420cc가 들어가게 만들려면 gtt/min으로 주입해야 하는가?

$$\text{gtt/min} = \frac{420 \times 20}{7\text{시간} \times 60\text{분}} = \boxed{20\text{gtt/min}}$$

06 5DW 1L를 8시간 동안 주입했다. 몇 gtt/min으로 주입하였는가?

$$\text{gtt/min} = \frac{1{,}000 \times 20}{8\text{시간} \times 60\text{분}} = 41.66 \quad \boxed{약\ 41\text{gtt/min}}$$

07 2L의 NS을 8시간 동안 주입하라는 처방이 있다. 3시간 동안 주입되었고 800ml가 남았다. 주입이 완료되는 시간까지 몇 gtt/min으로 주입해야 하는가?

$$\text{gtt/min} = \frac{1200 \times 20}{5\text{시간} \times 60\text{분}} = \boxed{80\text{gtt/min}}$$

08 dopamine 200mg을 5% DW와 mix하여 500mL을 만들었다. 체중 60kg인 환자에게 infusion pump로 5mcg/kg/min를 투여하려면 몇 cc/hr를 주입해야 하는가?

200mg : 500mL = X : 1mL에서 X는 0.4이며, 1mg=1,000mcg이므로 0.4 * 1,000 = 400, 즉 1mL당 400mcg가 포함되어 있다.

1kg당 1분당 5mcg를 주입할 것이며 환자의 체중이 60kg일 때

cc/hr = 5 * 60 * 60/400 = **45cc/hr**

1시간 당 45cc의 수액을 주입해야 한다.

09 dopamine 1.0g을 5% DW 0.5L에 mix했다. 체중이 60kg인 환자에게 dopamine 5cc/hr로 주입되고 있을 때, mcg/kg/min은 몇인가?

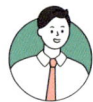

1.0g : 500mL = X : 1mL에서 X는 0.002이며, 1g은 1,000,000mcg이므로 0.002 * 1,000,000 = 2000, 즉 1mL당 2000mcg가 포함되어 있습니다.

5cc/hr = x * 60 * 60 / 2000 = **2.7mcg/kg/min**

10 1:100unit heparin으로 flusing하려고 한다. N/S 100cc에 heparin 용액 몇 cc를 mix해야 하는가? (단, heparin 25000unit/5mL vial)

헤파린 5cc에 25000unit이므로, 1cc당 5000unit이다.

이를 N/S 100cc에 1:100u으로 mix하기 위해서는

1:5000 = X : 100 ▶ X = 0.02

N/S 100cc이므로 0.02 * 100 = 　2

따라서 N/S 100cc에 heparin 2cc를 mix해야 한다.

11 N/S 100ml에 morphine 10mg을 mix해서 12시간 동안 투약하려고 한다. infusion pump로 주입 시 시간당 주입속도는 몇으로 설정해야 하는가?

100ml를 12시간 동안 주입해야 하므로

100ml / 12 = 　8.3cc/hr

따라서 시간당 주입속도는 8이다.

이것만은 꼭, 면접 빈출 우선순위 의학용어

1. 투약 관련 의학용어

약물 종류		
의학용어		의미
	drug	약물
cap	capsule	캡슐
amp, A	ampule	앰플
sup	suppository	좌약
syr	syrup	시럽
tab	tablet	정제, 알약
pw	powder	가루약, 파우더
oint	ointment	연고
liq	liquid	액체
V	vial	유리병
	fluid	수액
NS	Normal saline	생리식염수
DW	dextrose in water	포도당
	placebo	위약, 속임수약

투약 경로

의학용어		의미
	injection	주사
ID	intradermal	피내
IM	intramuscular	근육내
IO	intraosseous	골내
SC	subcutaneous	피하
SL	sublingual	설하
IV	intravenous	정맥내
PO	per os(by mouth)	경구로
OD	oculus dexter(right eye)	우측 눈
OS	oculus sinister(left eye)	좌측 눈
OU	oculus uterque(both eye)	양쪽 눈

투약 방법

의학용어		의미
#	divide	나누다
H, h, hr	hours	시간
min	minute	분
AC	ante cibum(before meals)	식사 전
PC	post cibum(After meals)	식사 후
	daily	매일
am	ante meridiem(morning)	오전
pm	post meridiem(afternoon)	오후
HS	hora somni(at bedtime)	취침 전
MD	mid day	정오

투약 방법		
의학용어		의미
MN	mid night	자정
stat	statim(immediately)	즉시
q	quaque(every)	매, 마다
QD	quaque die(every day)	매일
QH	quaque hor(every hour)	매 시간
BID	bis in die(Two times a day)	하루 두번
TID	Ter in die(Three times a day)	하루 세번
QID	quarter in die(Four times a day)	하루 네번
EOD	Every other day	2일에 한번
QOD	quarter altera die(four times a day)	4일에 한번
PRN	pro re nata(whenever needed)	필요시
AD	as desired	원하는 대로
KVO	keep vein open	정맥로가 막히지 않도록 유지
gtt	gutta	분당 주입되는 수액 방울수
G	gauge	주사바늘 굵기
AST	after skin test	피부 반응 검사
AST	antibiotics skin test	항생제 피부 반응 검사

2. 소화기내과

의학용어	의미
Anorexia	식욕부진
AS (Atherosclerosis)	죽상경화증
Ascites	복수
DU (Duodenal Ulcer)	십이지장 궤양
Dyspepsia	소화불량
Esophagitis	식도염
EV (Esophageal varices)	식도정맥류
EVL (Endoscopic variceal ligation)	내시경 식도정맥류 결찰술
GERD (Gastroesophageal reflux disease)	위-식도 역류 질환
GIB (Gastrointestinal bleeding)	위장관 출혈
HAE (Hepatic artery embolization)	간동맥색전
Hematochezia	혈변
Hepatitis	간염
Hepatoma	간암
ITP (Idiopathic thrombocytopenic purpura)	특발성혈소판감소성자반증
Jaundice	황달
LC (Liver Cirrhosis)	간경변증
Melena	흑변
Pancreatitis	췌장염
PCD (Percutaneous cholecystic drainage)	경피적 담낭조루술
VTE (Venous thromboembolism)	정맥혈전색전증
VV (Vericose veins)	정맥류

3. 흉부외과, 심장내과

의학용어	의미
AF, A-fib (Atrial fibrillation)	심방세동
Aortic aneurysm	대동맥류
AP (Angina pectori)	협심증
AR (Aortic regurgitation)	대동맥판 역류
Arteriosclerosis, Atherosclerosis	동맥경화증
ASD (Atrial septal defect)	심방중격 결손
CAD (Coronary artery disease)	관상동맥 질환
Cardiomegaly	심장비대
CHF (Congestive heart failure)	울혈성 심부전증
MI (Myocardial infarction)	심근경색
MR (Mitral regurgitation)	승모판 역류
MS (Mitral stenosis)	승모판 협착증
Pulmonary hypertension	폐고혈압
VSD (Ventricular septal defect)	심실중격 결손
VT (Ventricular tachycardia)	심실빈맥

4. 신장내과, 비뇨의학과

의학용어	의미
AGN (Acute glomerulonephritis)	급성 사구체 신염
AKI (Acute Kidney Injury)	급성 신부전
APN (Acute pyelonephritis)	급성 신우신염
ARF (Acute renal failure)	급성 신부전
Bladder cancer	방광암
CKD (Chronic kidney disease)	만성 신질환
CRF (Chronic renal failure)	만성 신부전
Diabetic nephropathy	당뇨병성 신증
ESRD (End stage renal disease)	말기신장병
Hydrocele	음낭수종
Hydronephrosis	수신증
IgA nephropathy	IgA신장병증
Kidney stone	신장결석
Nephritic syndrome	신염증후군
Nephrotic syndrome	신증후군
PDR (Proliferative diabetic retinopathy)	증식성 당뇨망막증
PKD (Polycystic kidney disease)	다낭성 신질환
Prostate cancer	전립선암
Rhabdomyolysis	횡문근 융해증
Undescended testicle	잠복고환
Ureter stone	요로결석

5. 호흡기계

의학용어	의미
Asthma	천식
Bronchial asthma	기관지 천식
Bronchiectasis	기관지 확장증
Bronchiolitis	세기관지염
Bronchitis obliterans with organized pneumonia	폐렴을 동반한 폐쇄성 기관지염
Candida meningitis	곰팡이 뇌막염
COPD (Chronic Obstructive Pulmonary Disease)	만성 폐쇄성 폐질환
DILD (Diffuse interstitial lung disease)	미만성 간질성 폐질환
EBTB (Endo bronchial tuberculosis)	말단 기관지 결핵
Empyema	농흉
FUO (Fever of unknown origin)	원인 불명 열
Hemoptysis	객혈
Hemothorax	혈흉
Lung abscess	폐농양
Lung cancer	폐암
Pleurisy	늑막염
Pneumonia	폐렴
Pneumonia	폐렴
Pneumothorax	기흉
Pulmonary embolism	폐색전증
Pulmonary tuberculosis	결핵
Silicosis	규폐증
Systemic lupus erythematosus	전신성 홍반성 낭창
TB (Pulmonary tuberculosis)	폐결핵
Tonsillitis	편도염

6. 내분비계

의학용어	의미
Addison's disease	부신피질기능저하증, 에디슨병
Diabetic mellitus foot	당뇨 발
Diabetic retinopathy	당뇨병성 망막병증
DM (Diabetes mellitus)	당뇨
GDM (Gestational diabetes mellitus)	임신성 당뇨
Goiter	갑상선종
HTN (Hypertension)	고혈압
Hyperthyroidism	갑상선기능항진증
NIDDM (Non-insulin independent diabetes mellitus)	비 인슐린 의존형 당뇨
Pheochromocytoma	갈색 세포종, 크롬 친화 세포종
SIADH (Syndrome of inappropriate antidiuretic hormone)	항이뇨 호르몬 부적절 증후군

7. 혈액종양

의학용어	의미
AA (Aplastic anemia)	재생불량성 빈혈
ACUP (Adenocarcinoma unknown primary)	전이된 선암
AGC (Advanced gastric cancer)	진행성 위암
ALL (Acute lymphoblastic leukemia)	급성 림프구성 백혈병
AML (Acute myelogenous leukemia)	급성 골수성 백혈병
Breast ca	유방암
CLL (Chronic lymphoblastic leukemia)	만성 림프구성 백혈병
CML (Chronic myelogenous leukemia)	만성 골수성 백혈병
Colon ca	대장암
Eso ca (Esophageal cancer)	식도암
GB ca (Gallbladder cancer)	담낭암
GIST (Gastro intestinal submucosal tumor)	위점막하 종양
HCC (Hepatocellular carcinoma)	간세포암
HD (Hodgkin's disease)	호지킨병
Lung ca	폐암
Lymphoma	림프종
MDS (Myelodysplastic syndrome)	골수이형성 증후군
MM (Multiple myeloma)	다발성 골수종
MUO (Metastatic unknown origin)	확실치 않은 전이된 암
NHL (Non Hodgkin's lymphoma)	비호지킨 림프종
NSCLC (Non small cell lung cancer)	비소세포성 폐암
Pancreatic ca	췌장암
Rectal ca	직장암
SCLC (Small cell lung cancer)	소세포성 폐암

8. 정형외과

의학용어	의미
AR (Arthroscopic repair)	관절경하 복원술
AVN (Avascular necrosis)	무혈성 괴사
C/R &I/F (Close reduction &internal fixation)	도수 정복과 내부고정
CTS (Carpal Tunnel Syndrome)	수근관증후군
D/L (Dislocation)	탈구
DDH (Development Dislocation of the Hip)	발달성 고관절 탈구
DJD (Degenerative joint disease)	퇴행성 관절염
Ex&Bx (Excision&Biopsy)	절개와 생검
H/V (Hallux Valgus)	무지외반증
IDK (Internal derangement of the knee)	슬내장증(슬관절내 장애)
MBO (Modified Brostrom Operation)	변형 브로스트롬 인대봉합술
O/R &I/F (Open reduction &internal fixation)	개방 정복과 내부고정
OA (Osteoarthritis)	골관절염
OM (Osteomyelitis)	골수염
Osteoporosis	골다공증
PLIF (Posterior lateral interbody fusion)	후방요추간유합술
RA (Rheumatoid Arthritis)	류머티스관절염
RCT (Rotator cuff tear)	회전근개 파열
THRA (Total hip replacement arthroplasty)	고관절 전 치환술
TKRA (Total knee replacement arthroplasty)	슬관절 전 치환술

9. 신경외과

의학용어	의미
Aneurysm	동맥류
AVM (Arteriovenous malformation)	동정맥 기형
Bell's palsy(facial palsy)	안면신경마비
Brain tumor	뇌종양
CP (Cerebral Palsy)	뇌성마비
CVA (Cerebro vascular attack)	뇌졸중
CVD (Cerebrovascular Disease)	뇌혈관질환
Dementia	치매
EDH (Epidural hematoma)	경막외 혈종
Epilepsy 간질	간질
Guillian barre syndrome	길랑 바레 증후군
HIVD (Herniated Of Intervertebral Disc)	추간판 탈출증
ICH (Intarcranial hemorrage)	두개뇌 출혈
IVH (Intraventricular hemorrage)	뇌실내 출혈
Meningitis	수막류
MS (Myasthenia gravis)	중증근무력증
Multiple sclerosis	다발성 경화증
Neuropathy	신경장애
Parkinson's disease	파킨슨병
Parkinson's disease	파킨슨병
PTSD (Postotraumatic syndrome)	외상후 증후군(심리적, 정신적)
SAH (Sudarahcnoid hemorrhage)	지주막하 출혈
SDH (Subdural hemorrhage)	경막하 출혈
TIA (Transient ischemic attack)	일과성 허혈 발작
Wilson's disease	윌슨병

10. 산부인과

의학용어	의미
Adenomyosis	자궁선근증
C/S Cesarean section	제왕절개술
Cervical ca.	자궁경부암
Ectopic Pregnancy	자궁외 임신
Emdometrosis	자궁내막증
IIOC (Incompetent Internal Os Of Cervix)	자궁경부 무력증
NSVD (Normal spotaneous Vaginal delivery)	자연분만
Ovary ca	난소암
PIH (Pregnancy-Induced Hypertension)	임신성 고혈압
Preeclampsia	자간전증
Prolapse of uterus	자궁탈줄증
Uterine myoma	자궁근종

11. 응급의학

의학용어	의미
cerebral infarction	뇌경색
Concussion	진탕
Contusion	좌상
CPCR (Cardio Pulmonary Cerebral Resuscitation)	심폐소생술
CPR (Cardioplmonary resuscitation)	심폐소생술
DI (Drug intoxication)	약물중독
DNR (do not resuscitation)	소생술 거부
DOA (Death on arrival)	도착 시 사망
Injury	손상
Plegia	마비
Snake bite	뱀 물림
Sprain	염좌

12. 이비인후과, 피부과, 안과

의학용어	의미
AOM (Acute otitis media)	급성 중이염
Cataract	백내장
CHR (Chronic hypertrophic rhinitis)	만성 비후성 비염
COM (Chronic otitis media)	만성 중이염
Corneal opacity	각막혼탁
Corneal ulcer	각막 궤양
Eye ball rupture	안구파열
Glaucoma	녹내장
Keratitis	각막염
NSD (Nasal septal deviation)	비중격만곡증
PNS (Paranasal sinusitis)	부비동염
Pterygium	익상편, 군날개
Ptosis	안검하수증
Sleep apnea syndrome	수면무호흡증후군
TGDC (Thyroglossal duct cyst)	갑상선관 낭종

03 임상검사 수치 정상범위

1. 혈액검사

항목	참고치
WBC	4000~10,000개/μL
RBC	$3.5~5 \times 10^6$/uL
PLT	150,000~450,000/uL
Hb	12~16g/dl
Hct	36~46%
Erythrocyte Sedimentation Rate, ESR	0~15 mm/hr
Neutrophil	40~70%
Absolute Neutrophil Count, ANC	1000개/μL 이상
Lymphocyte	20~45%
Monocyte	4~12%
Eosinophil	3~7%
Basophil	0~2%

항목	참고치
AST(Aspartate aminotransferase, SGOT)	< 40IU/L
ALT(Alanine aminotransferase, SGPT)	< 40IU/L
ALP(Alkaine phosphatase)	40~120 IU/L
총 빌리루빈 (Total Bilirubin)	0.1~1.2mg/dL
간접 빌리루빈 (Indirect Bilirubin)	0.1~0.5mg/dL
직접 빌리루빈 (Direct Bilirubin)	0.1~0.7mg/dL
Albumin	3.3~5.5g/dL
TP(Total Protein)	6.0~8.0g/dL
GGT(Gamma glutamyl transpeptidase)	- 남성 10~71U/L - 여성 6~42U/L
LDH(Lactate dehydrogenase)	120~250IU/L

항목	참고치
PT(sec)	10~15[Sec]
PT(%)	60~140[%]
PT(INR)	0.85~1.20
aPTT	25~40[Sec]

항목	참고치
Sodium, Na	135~145mmol/L
Potassium, K	3.5~5.5mmol/L
Chloride, Cl	98~110mmol/L
Bicarbonate, HCO_3^-	22~26mmol/L
Phosphorus	2.5~4.5mg/dL
Calcium, Ca	8.8~10.5mg/dL

항목	참고치
Blood Urea Nitrogen, BUN	8~20mg/dL
Creatinine, Cr	0.5~1.0mg/dL
Glomerular Filtration Rate, GFR	60~120mL/분

항목	참고치
Total cholesterol	200mg/dl 이하
Low-Density Lipoprotein-cholesterol, LDL	130mg/dl 이하
High-Density Lipoprotein-cholesterol, HDL	40mg/dl 이상
Triglyceride, TG	150mg/dl 이하

항목	참고치
Glucose (fasting)	< 126mg/dL
HbA1c	< 6.5%

항목		참고치
C-Reactive Protein, CRP		0.5~1.0mg/dL (5~10mg/L)
Rheumatoid factor, RA factor		Negative
Venereal Disease Research Laboratory, VDRL		Negative
B형간염 검사	HBs Ag	- Negative: B형간염에 노출되지 않음 - Positive: 6개월 이상 양성 지속 시는 만성 간염을 의미
	Anti-HBs	- Negative: B형간염 표면 항체 없음 - Positive: B형간염 표면 항체 있음
	HBeAg	- Negative: B형간염 e항원 없음 - Positive: B형간염 e항원 노출되어 만성 활동성 감염
	Auti-HBe	-
	Anti-HBc	-
	IgM anti-HBc	-
Hepatitis C, HCV		Negative
Human Immunodeficiency Virus, Western blot 검사		Negative
AFP(Alpha-fetoprotein)		7~20ng/mL
CA19-9(Carbohydrate Antigen 19-9)		0~37kU/L
CA-125(Cancer Antigen 125)		0~35µg/mL
CEA(CarcioEmbryonic Antigen)		0~3ng/mL
HPV(Human PapillomaVirus)		Negative
PSA(Prostte Specific Antigen)		< 4ng/mL

2. 소변검사

항목	참고치
Color	Amber yellow
냄새	적절한 소변 특유의 향기
요량	

항목	참고치
요비중:Urine SG (specific gravity)	Random: 1.003~1.030
산도 (pH)	약산성(5.5~6.5)
잠혈 (Erythrocytes)	0~3/HPF
단백 (Protein)	24시간 소변 150mg/dL 이하, 임의뇨 10~20mg/dL 이하
당 (Glucose)	Negative
케톤 (Ketone body)	Negative
아질산염 (Nitrite)	Negative
백혈구 에스테르분해효소	Negative
빌리루빈(Bilirubin)과 우로빌리노겐(Urobilinogen)	- Bilirubin: Negative - Urobilinogen: 음성 또는 1mg/dL 이하

3. 요침사검사

항목	참고치
적혈구 (RBC)	0~1/HPF
백혈구 (WBC)	- 남자: 1~1//HPF - 여자: 0~3//HPF
상피세포 (Epitherial cell)	- 남자: 0~1//HPF - 여자: <10개//HPF
원주 (Cast, casts)	전 시야당 2~3개
기타	Negative

간호사
면 접
공략집

초판인쇄: 2022년 4월 7일

발행일: 2022년 4월 11일

발행처: 드림널스

저자: 김보준

편집: 드림널스 편집부

교정·교열: 신수일

디자인: 민혜빈

드림널스 온라인강의
www.dreamnurse.co.kr

드림널스 스마트스토어
smartstore.naver.com/nourseforus

· 카카오톡 플러스친구 : 드림널스   · 인스타그램 : dreamnurse7   · 유튜브 : 널스맘

- 이 책의 저작권은 드림널스에 있으며, 저작권법에 따라 무단 전재와 복제를 금합니다.
- 실무 기반 도서로 병원별 지침 및 특성에 따라 차이가 있을 수 있습니다.
- 판쇄에 따라 내용 차이가 발생할 수 있으며 이는 드림널스 카페를 통해 공지하겠습니다.

드림널스는 여러분의 간호 업무 중에 어려우셨던 부분과 도서에 대한 아이디어를 기다리고 있습니다.
드림널스 출판사를 통해 책 출간을 원하시는 분들은 아래의 메일주소로 출간제안서를 보내주시기 바랍니다.
드림널스 메일주소 : dreamnurse7@naver.com